வாய்ப்புண் முதல் மலச்சிக்கல் வரை மருத்துவம்

பேராசிரியர் டாக்டர் ந. ஜூனியர் சுந்தரேஷ்

எம்.எஸ்., எப்.ஏ.சி.எஸ் (யுஎஸ்ஏ)., டி.எம்.எஸ்., யூ.டி.எஸ்., (பிரான்ஸ்) எப்.ஆர்.சி.எஸ்; (கிளாஸ்கோ)

பேராசிரியர், அறுவைசிகிச்சை மருத்துவத்துறை,

உள்நோக்கி, துளை அறுவைசிகிச்சை மருத்துவ நிபுணர்

இராஜா முத்தையா மருத்துவக் கல்லூரி.

அண்ணாமலைப் பல்கலைக்கழகம், சிதம்பரம்.

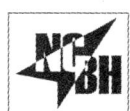

நியூ செஞ்சுரி புக் ஹவுஸ் (பி) லிட்.,

41-பி, சிட்கோ இண்டஸ்டிரியல் எஸ்டேட்,

அம்பத்தூர், சென்னை- 600 050.

☎ : 044 - 26251968, 26258410, 48601884

Language: Tamil
Vaaippun Muthal
Malachikkal Varai Maruthuvam
Author: **Prof. Dr. N. Junior Sundaresh**
First Edition: June, 2022
Copyright: **N. Junior Sundaresh**
No. of pages: 106
Publisher:
New Century Book House Pvt. Ltd.,
41-B, SIDCO Industrial Estate,
Ambattur, Chennai - 600 050.
Tamilnadu State, India.
email: info@ncbh.in
Online: www.ncbhpublisher.in

ISBN: 978 - 81 - 2344 - 281 - 5
Code No. A 4634
₹ 130/-

Branches
Ambattur (H.O.) 044 - 26359906 **Spenzer Plaza (Chennai)** 044-28490027
Trichy 0431-2700885 **Pudukkottai** 04322- 227773 **Thanjavur** 04362-231371
Tirunelveli 0462-4210990, 2323990 **Madurai** 0452 2344106, 4374106
Dindigul 0451-2432172 **Coimbatore** 0422-2380554 **Erode** 0424-2256667
Salem 0427-2450817 **Hosur** 04344-245726 **Krishnagiri** 0434-3234387
Ooty 0423 2441743 **Vellore** 0416-2234495 **Villupuram** 04146-227800
Pondicherry 0413-2280101 **Nagercoil** 04652-234990

வாய்ப்புண் முதல்
மலச்சிக்கல் வரை மருத்துவம்
ஆசிரியர்: **பேரா. டாக்டர் ந. ஜூனியர் சுந்தரேஷ்**
முதல் பதிப்பு: ஜூன், 2022

அச்சிட்டோர்: **பாவை பிரிண்டர்ஸ் (பி) லிட்.,**
16 (142), ஜானி ஜான் கான் சாலை, இராயப்பேட்டை, சென்னை - 14
☎ : 044-28482441

All rights reserved. No part of this book may be reprinted or reproduced or utilised in any form or by any electronic, mechanical, or other means, now known or hereafter invented, including photocopying and recording, or in any information storage or retrieval system, without permission in writing from the publishers.

நற்றமிழ் நாவலர்

அணிந்துரை

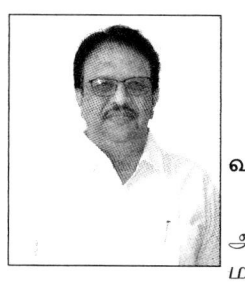

வணக்கம்,

தஞ்சை நகரில் வாழும் மருத்துவர் சு.நரேந்திரன் அவர்களை தமிழ் கூறும் நல்லுலகு நன்கு அறியும். மருத்துவ உலகில் மட்டுமின்றி இலக்கிய உலகிலும் தடம் பதித்து நடப்பவர். தனக்கென ஒரு தனி முத்திரையை முத்தாய்ப்பாக மொழி உலகிலும், அறிவியல் மற்றும் இலக்கிய உலகிலும் நிலைநாட்டி நிற்பவர்.

'தந்தை எவ்வழியோ தனயன் அவ்வழி' என்பது நம் வழக்கு. அவ்வழக்கிற்கு ஏற்ப இவரது அருமைத் திருமகனார் பேராசிரியர் டாக்டர் ந.ஜூனியர் சுந்தரேஷ் அவர்களும் திகழ்ந்து வருவது மகிழ்ச்சியளிக்கிறது. இவர், சிதம்பரம் அண்ணாமலைப் பல்கலைக் கழகத்தில் அறுவைசிகிச்சை மருத்துவத்துறை நிபுணராக மருத்துவக் கல்லூரியில் சீரிய முறையில் பணியாற்றும் எழுத்தாற்றல் மிக்க மருத்துவர்.

தாம் கற்ற மருத்துவக் கல்வியை அதுவும் குறிப்பாக வாய் முதல் ஆசனவாய் வரை அன்றாடம் உண்டாகும் நோய்கள் குறித்தும் அதற்கு உள்ள தீர்வுகள் குறித்தும் பாமர மக்களும் அறியும் வகையில் நூல்களாக ஆக்கியிருப்பது மகத்தான பணியாகும்.

இன்று பெருகி வரும் நோய்கள் சமுதாயத்தில் மக்களிடம் ஏற்படுவதற்கும், அதனால் உண்டாகும் இன்னல்கள், மரணங்கள் இவைகளுக்கு விழிப்புணர்வு இல்லாமையும் ஒரு காரணம் ஆகும்.

மக்களிடம் வாய் முதல் ஆசன உணவுப் பாதையில் ஏற்படும் நோய்கள் குறித்து எளிய முறையில் அனைவரும் புரிந்துகொள்ளும் வண்ணம் இதில் எழுதியிருப்பது சிறப்பு.

"நோயற்ற வாழ்வே குறைவற்ற செல்வம்"

"இயற்கையோடு இயைந்து வாழ்"

"தன் சுத்தமும் சுற்றுப்புற சுத்தமும்"

என்கிற சொற்றொடர்களின் அவசியத்தை ஒவ்வொருவரும் உணர வேண்டியது அவசியம் என்பதை இதில் வலியுறுத்துகிறார்.

எளிய நடை இனிய தமிழில் அவசியமான கருத்துகளைத் தெரிந்து கொள்ள வேண்டியவைகளை தாய்த் தமிழில் தந்துள்ள இவரது பணியைப் பாராட்டி மகிழ்கிறேன்.

1. வாய்ப்புண் முதல் மலச்சிக்கல் வரை
2. நெஞ்செரிவு முதல் வயிற்றுப்புண் வரை
3. பித்தப்பை முதல் கணைய வீக்கம் வரை
4. அப்பெண்டிசைடிஸ் முதல் மூலம் வரை

என மனிதர்கள் வாழ்வில் சந்திக்கும் உணவு மண்டலத்தின் மிக முக்கிய நோய்கள் குறித்து இந்த நான்கு நூல்களிலும் தெளிவாக, விளக்கமாக எழுதியுள்ளார்.

நான் இந்த நோய்கள் குறித்து மருத்துவம் பயின்றபோது, "பெய்லி அண்ட் லவ்" என்கிற ஆங்கில நூலில் படித்தேன். இந்த நூல்களின் ஆசிரியர் மேற்சொன்ன நூல் மட்டுமின்றி அறுவை சிகிச்சை குறித்து எழுதப்பட்ட பல ஆங்கில நூல்களைப் படித்து, அதைத் தமிழில் எளிமையாக்கித் தந்துள்ளார்கள்.

உதாரணத்திற்கு ஒன்றைச் சொல்லும்போது 'நெஞ்செரிச்சல்' என்பது இன்று அன்றாடம் பல இலட்சம் மக்கள் சந்திக்கும் ஒரு பிரச்சனையாக உள்ளது.

இது குறித்து எழுதுகின்றபோது எதனால் அது ஏற்படுகிறது என்றும், எவ்விதம் எப்படி அது ஏற்படுகிறது என்றும் மிகவும் தெளிவாக அனைவரும் படித்தால் புரியும்படி தந்துள்ளார்.

நலமான மனித வாழ்விற்கு 'உணவே மருந்து' என்று நமது சித்தர்கள் சொல்லிச் சென்ற செய்திகளையும் நம் வாழ்க்கையில் நாம் உண்ணும் முறையிலேயே பல நோய்களைத் தவிர்க்கலாம் என்பதையும் மருத்துவர் ந.ஜூனியர் சுந்தரேஷ் விளக்கியுள்ளார்.

நமது பாரம்பரிய உணவுகளை, இயற்கை உணவுகளை, சரிவிகிதமாய் உண்பதே சாலச் சிறந்தது. துரித உணவு வகைகளையும் செயற்கை குளிர்பானங்களையும் தவிர்த்தலின் அவசியம் பற்றியும் கூறியிருப்பது இன்றைய தலைமுறையினருக்கு நல்ல விழிப்புணர்வாகும்.

வயிற்றுப் போக்கு ஏற்பட மிக முக்கியக் காரணம், நாம் உண்ணும் உணவின் சுத்தமின்மையே என்பதைச் சொல்லி அதற்கான மற்ற காரணங்கள், அறிகுறிகள், தடுக்கும் வழிகளையும் விளக்கியுள்ளார்.

"சுத்தமில்லா நீரைக் குடிக்காதே"
"சுகாதாரம் இல்லாத இடம் வசிக்காதே"
என்பனவற்றின் அவசியம் இதில் உணர்த்தப்படுகிறது.

ஊட்டச்சத்துக் குறைபாடு, தாய்ப்பாலின் அவசியம், இவை பற்றியும் நோய் எதிர்ப்பு சக்தி ஏன் குறைகிறது என்பது பற்றியும் சொல்லத் தவறவில்லை.

உணவுக் குழாயில் விழுங்குதலின்போது ஏற்படும் தடங்கலுக்கு என்னென்ன பரிசோதனைகள் அவசியம் என்பது குறித்தும் விளக்கியுள்ள இந்த நூல்கள், அறிவியல் உலகின் அவசியத் தேவைகள் எனில் மிகையாகாது.

ஆங்கில வழியில் படித்த மருத்துவர் தமிழ் மொழியில் எழுதியிருப்பதால் எல்லோரும் நோய்கள் குறித்து புரிந்துகொள்ள முடிகிறது.

அரைவயிறு உணவு, கால் வயிறு நீர், மீதி கால் வயிறு காலியிடமாக இருந்தால் நல்லது என்பார்கள்.

உணவுக் கட்டுப்பாடே இன்றைய நோய்களில் இருந்து நாம் தப்பித்துக்கொள்ள கடைப்பிடிக்க வேண்டிய முக்கியக் கட்டுப்பாடு என்பதையும் சொல்லியுள்ளார்கள்.

தவிர்க்கப்பட வேண்டிய உணவுகளைத் தவிர்த்ததால் நோய்களைத் தவிர்க்கலாம். அளவான எடை, சீரான உடற்பயிற்சி, தேவையான அளவு தண்ணீர் குடித்தல், உடல் பருமனைத் தவிர்த்தல், அளவான காரம், புளி, உப்பு மற்றும் நார்ச்சத்து உள்ள பழங்கள், காய்கறிகள் உண்ணுதல் ஆரோக்கிய வாழ்வின் அடிப்படை என்பதை ஆசிரியர் வலியுறுத்துகிறார்.

நவீன மருத்துவ உலகில் குடல்வால் அழற்சி, குடல் அடைப்பு, குடல் செருகல், குடல் பிதுக்கம், மலக்குடல் இறக்கம், மூலம் என அனைத்து வகை நோய்களையும் பற்றி விளக்கியுள்ள இந்த நூல் மருத்துவ உலகின் சிறந்த இலக்கிய வடிவாகும்.

நல்ல நூல் என்பது படித்தவர்களுக்கு ஏதாவது ஒரு வகையில் பயன்பட வேண்டும். இந்த நூல்கள் அனைத்தும் மருத்துவரின் தமிழ் வளமையையும், அவரது துறை சார்ந்த அறிவையும் பறைசாற்றுகிறது. இதுபோல் மேலும் பயன் உள்ள நூல்களை மருத்துவ உலகில் தந்து தமிழ் மொழியையும் தரணியில் ஆங்கில மொழிக்கு நிகராக உணர்த்த

ஆசிரியர் முற்பட வேண்டுமாய் கேட்டுக் கொள்கிறேன். ஆங்கிலத்தில் படிப்பதைவிட நம் தமிழ்மொழியில் படித்தால் எளிதே விளங்கும். அதற்கு இதுபோன்ற நூல்கள் மேலும் அவசியம்.

வளர்க இவரது இந்தப் பணி! வாழ்த்துகள்!

இவண்
மருத்துவர் ஜெய.ராஜமூர்த்தி
தலைவர், வள்ளலார் தமிழ் மன்றம், திருவெண்காடு.
இயக்குநர்
மருத்துவம் மற்றும் ஊரக நலப்பணிகள்
அரசு தொழிலாளர் ஈட்டுறுதிக் கழகம் (ESI)
தமிழ்நாடு

முகவுரை

ஒரு நாடு முன்னேற, மக்கள் நல்வாழ்வு பெற அறிவியல் இன்றியமையாதது. அறிவியலைத் தமிழ் மக்களுக்குத் தமிழில் கற்றுத்தர வேண்டியது தவிர்க்க முடியாதது. இலக்கியச் சிறப்பு வாய்ந்த தமிழ் மொழியினை, அறிவியல் சிறப்புப் பெற்ற மொழியாக ஆக்க வேண்டியது பயனுடைய செயலாகும். இதற்கான முயற்சிகள் அவ்வப் போது எடுக்கப்பட்டு வருகின்றன என்றாலும் மேலும் பல முயற்சிகள் தேவை.

பிற நாட்டு நல்லறிஞர் சாத்திரங்கள்
தமிழ் மொழியில் பெயர்த்தல் வேண்டும்
இறவாத புகழுடைய புது நூல்கள்
தமிழ் மொழியில் இயற்றல் வேண்டும்

என்று பாட்டிசைத்த பாரதி, மேலும்,

புத்தம் புதிய கலைகள் - பஞ்ச
பூதச் செயல்களின் நுட்பங்கள் கூறும்;
மெத்த வளருது மேற்கே - அந்த
மேன்மைக் கலைகள் தமிழினில் இல்லை.

சொல்லவும் கூடுவதில்லை - அவை
சொல்லுந் திறமை தமிழ்மொழிக் கில்லை
மெல்லத் தமிழினிச் சாகும் - அந்த
மேற்கு மொழிகள் புவிமிசை யோங்கும்

என்றந்தப் பேதை உரைத்தான் - ஆ!
இந்த வசையெனக் கெய்திட லாமோ?
சென்றிடுவீர் எட்டுத் திக்கும் - கலைச்
செல்வங்கள் யாவும் கொணர்ந்திங்கு சேர்ப்பீர்!

என்று கூறி, தமிழில் அறிவியல் நூல்கள் குறைவு என்பதை ஒப்புக் கொண்ட மகாகவி பாரதி, தமிழர்களுக்குக் கலைச்செல்வங்களை எட்டுத் திக்கும் சென்று கொண்டுவரச் சொல்லிப் பணிக்கின்றார்.

வெளியுலகில் சிந்தனையில் புதிது புதிதாக
விளைந்துள்ள எவற்றினுக்கும் பெயர்கள் எல்லாம் கண்டு
தெளிவுறுத்தும் படங்களோடு சுவடியெல்லாம் செய்து
செந்தமிழைச் செழுந்தமிழாய்ச் செய்வதுவும் வேண்டும்
....
உலகியலின் அடங்கலுக்கும்
துறைதோறும் நூல்கள்
ஒருவர் தயை இல்லாமல்
ஊரறியும் தமிழில்
சலசலவென எவ்விடத்தும்
பாய்ச்சி விட வேண்டும்

என்ற புரட்சிக்கவிஞரின் கனவினை மெய்ப்பிக்க எடுத்த அரும்பெரும் முயற்சியினாலே இந்நூல் வெளிவருகிறது.

பேராசிரியர் டாக்டர் ந. ஜூனியர் சுந்தரேஷ்

623, கீழவீதி,
தஞ்சாவூர் - 613 001.
தொலைபேசி : 04362 - 230366

9

பொருளடக்கம்

1.	நலவாழ்விற்கு உணவே மருந்து	11
2.	வாய்ப்புண்	22
3.	வாய் துர்நாற்றம்: பேசும்போது முகம் சுளிக்கிறார்களா?	27
4.	விக்கல் ஒரு சிக்கல்	34
5.	குமட்டல்	37
6.	வாந்தி வருவது ஏன்?	41
7.	வயிற்றுப்போக்கு ஏற்படுவது ஏன்? தடுக்கும் வழிமுறைகள்!	45
8.	மலச்சிக்கல்	51
9.	பெருங்குடலில் தோன்றும் இரத்தநாளக் குறைபாடு (Angiodysplasia) அரிதானது	56
10.	காயத்தால் ஏற்படும் குடல் தெறிப்பு: சாலை விபத்துகளில் அதிகம்	58
11.	மெக்கல்ஸ் பக்கப்பை	60
12.	பெருங்குடல் பக்கப்பை (Diverticula of the Colon) நார்ச்சத்து உண்ணுங்கள் வராது	63
13.	நாட்பட்ட வயிற்றுப்போக்கு வகைகள்	68
14.	புண்ணாகும் பெருங்குடல் அழற்சி (அல்சரேட்டிவ் கொலைடிஸ் Ulcerative colitis) - சீதமும் இரத்தமும் நாட்பட உள்ளதா?	70
15.	கிரான்ஸ் நோய்	77
16.	குடல் அமீபியாசிஸ் - சீதபேதி	81
17.	டைபாய்டு காய்ச்சல்	85
18.	வயிற்றுக் காசநோய் - தமிழ்நாட்டில் அரிதல்ல!	88
19.	பாரம்பரிய தொங்குதசை	93
20.	பெருங்குடல் புற்று - காய்கறிகளை ஒதுக்காதீர்கள்	96
21.	பெருங்குடல் திறப்பு (Colostomy)	103

1. நலவாழ்விற்கு உணவே மருந்து

நல வாழ்விற்கான உணவும், பானங்களும் பெரிய அளவில் விளம்பரம் செய்யப்பட்டு, பல பெரிய நிறுவனங்கள் பல கோடி ரூபாய்க்கு வியாபாரம் செய்கின்றன.

விளம்பரத்தின்படி இத்தகைய உணவு சுகாதாரமானதா? இளமையைப் பாதுகாக்கக்கூடியதா? உடலுக்கு வலிமை தரக்கூடியதா? என்று கண்டறிய பொதுமக்கள் ஆர்வம் காட்டுவதில்லை.

ஏனெனில், உடனே சாப்பிடக்கூடியது, உடனே சக்தி, வலிமை அளிக்கக்கூடியது என்று பலவாறு இதன் சிறப்புகள் கூறப்பட்டு விற்கப்படுகிறது.

ரெடிமேட் உணவும், பானங்களும் விலையுயர்ந்த டப்பாக்களிலும், பாட்டில்களிலும் மனத்தைக் கவரும் வண்ணம் விற்கப்படுகின்றன. இவை தேவையில்லாதவை. நோய்வாய்ப்பட்டு, சாதாரண உணவை உட்கொள்ள முடியாதவர்களைத் தவிர, மற்றவர்களுக்கு இவை தேவையில்லை.

எளிய, சாதாரணமான சரிவிகித உணவு சாப்பிடுவதே எல்லா வகையான, தேவையான சத்துகளையும் தரக்கூடியது. அதுவும் குறைவான செலவில் உண்ண முடியும்; அருந்த முடியும்.

பெருவாரியாக நல்ல உணவு என்று தொலைக்காட்சியிலும், வானொலியிலும் விளம்பரப்படுத்தப்படுவது எல்லாம் அதிகமாக மிகைப்படுத்தப்படுபவையே.

தனிச்சிறப்பான ஆரோக்கிய உடல்நல உணவு என்று ஒன்று இல்லை. எடையைக் குறைக்க வேண்டுமெனில், மிக உறுதியுடன் குறைவாக உணவு உட்கொள்ள வேண்டும்.

பழம், பால், பருப்புகளைக் கொண்டு விலை அதிகமாகவும், வியாபாரரீதியாகவும் தயாரிக்கப்படும் சரிவிகித சத்தான உணவு என்பது குறிப்பிட்ட குறைந்த கலோரி மதிப்புடையவையே.

வாழ்நாளில் தற்காலிகமானது மட்டுமே, முழுவதும் ஆரோக்கியமாக வாழ வழி வகுக்க முடியாது. ஆகவே, இந்த விளம்பர உணவுகள் உண்டு உடல்நலமாக இருக்கும், வளமான வாழ்வு வாழலாம்

என்பதெல்லாம் நம்மை நாமே ஏமாற்றிக்கொள்வதாகும். இந்த ஏமாற்றத்திற்குத் தொலைக்காட்சி விளம்பரங்கள் மிகவும் துணை புரிகின்றன. இதற்குச் சினிமா நடிகர்களுடன் கிரிக்கெட் விளையாட்டு வீரர்களும் விலைபோவது சமூகத்தின் அவலநிலையாகும்.

அளவும், உணவு எடுத்துக்கொள்ளும் நேரமும்

ஒருவர் சாப்பிட்டபின் இன்னும் கொஞ்சம் சாப்பிட வேண்டும் என்ற நிலை இருந்தாலொழிய மேலும் சாப்பிடக் கூடாது. குறிப்பாக வயிறு முட்ட, வயிறு வெடிக்கும் அளவிற்குக் கட்டாயம் சாப்பிடக் கூடாது.

மற்றொரு முக்கியமான செய்தியாவது: ஒருவர் இரண்டு மூன்று முறை வயிறு முட்ட சாப்பிடுவதைவிட, ஒரு நாளில் பலமுறை சிறிதளவு சாப்பிடுவது நலம். இவ்விதமான உணவு, முக்கியமாக நீரிழிவு நோயாளி களுக்குக்கூட இரத்த குளுகோஸ் அளவு திடீரெனக் கூடாதவாறு அமைய சிபாரிசு செய்யப்படுகிறது.

மிகச்சிறப்பான உணவு உட்கொள்வது என்பது போதுமான காலை உணவு, சராசரியான மதிய உணவு, குறைவான இரவுச் சாப்பாடு ஆகும்.

எண்ணற்ற வீடுகளில் உணவுப் பொருள்களின் சத்து தவறான சமையல் முறைகளால் பாழ்படுத்தப்படுகிறது. உதாரணமாக, தண்ணீரில் காய்கறிகளைச் சமைத்தபின், நீரை வெளியே ஊற்றிவிடக் கூடாது. காய்கறிகளின் சத்து, அந்தத் தண்ணீரிலும் இருக்கிறது. அந்நீரை மற்ற சமையலுக்குப் பயன்படுத்த வேண்டும்.

ஆடை நீக்கப்பட்ட பால்

ஆடை நீக்கப்பட்ட பால் மிகச் சிறந்த உணவு. கொழுப்புச் சத்தைத் தவிர, இது எல்லா உயர்ந்த சத்துகளையும் முழுவதுமாகக் கொண்டது. ஒரு கப் ஆடை நீக்காத பால் 180 கலோரி சக்தியையும், ஆடை நீக்கப்பட்ட பால் 60 கலோரி சக்தியையும் கொண்டது. பாலை தவிர்க்க நினைப்பவர் சோயா பாலை நாடலாம்.

வைட்டமின்கள்

முன்னேறிய நாடுகளிலும், பின்தங்கிய நாடுகளிலும் மக்கள் அன்றாடம் உட்கொள்ளும் உணவில், தேவையான நல்ல உடல்நலத் திற்கான எல்லாச் சத்துகளும் உள்ளன.

சராசரி இந்தியனின் உணவு அரிசி, கோதுமை, பருப்பு, காய்கறிகள் அடங்கியது. இது மிகச் சரியான சரிவிகித உணவாகும். இவை இளம் வயதினருக்கும் போதுமான வைட்டமின்களைக் கொண்டவையாகும்.

சாதாரணமாகக் கூடுதல் வைட்டமின்களுக்காக எடுத்துக் கொள்ளப்படும் மாத்திரைகள் எல்லாம் தேவையில்லாதவை. சராசரி உணவு, போதுமான அளவு எல்லா வைட்டமின்களையும் உள்ளடக்கியது. தேவையான எல்லாச் சத்துக்களையும் கொண்டுள்ளது.

மேலும், தினசரி வைட்டமின் சத்து மிகச்சிறிய அளவே நமக்குத் தேவைப்படுகிறது. அதாவது, ஒரு கப் வைட்டமின் அல்லது இரண்டு கப் மட்டுமே நமக்கு வாழ்நாள் முழுவதும் போதுமானது.

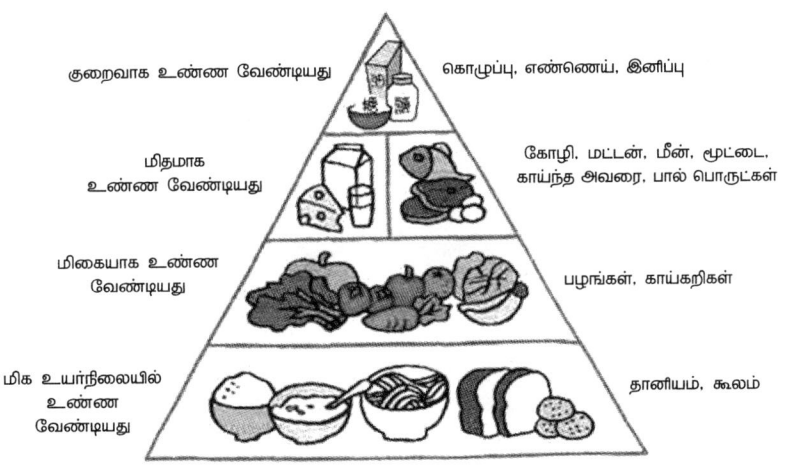

உணவு உண்ண வேண்டிய முறை

அமெரிக்கர்களை - மிக விலையுயர்ந்த சிறுநீரைக் கழிக்கிறார்கள் என்று வேடிக்கையாகக் கூறுவதுண்டு. காரணம், தேவைக்கு அதிகமாக வைட்டமின்களை உட்கொண்டு, உடல்தேவைக்குப் போக எஞ்சியவை சிறுநீரோடு வெளியேறிவிடுகின்றன.

சிலரின் உடலில் உள்ள உடல் உறுப்புகள், அவர் உட்கொள்ளும் உணவிலிருந்து வைட்டமின்களைப் பெறமுடியாமல் போகலாம். அத்தகைய நபர்கள், இந்த வைட்டமின்களை மாத்திரை வடிவில் மருத்துவரின் ஆலோசனையின்பேரில் உட்கொள்ளலாம்.

அதிகப்படியான மது அருந்தியதால் ஈரல் பழுதடைந்து போனவர்களுக்கு அதிகமான அளவு வைட்டமின் மாத்திரைகள் தேவைப்படலாம். எப்போது நோய் எதிர்ப்பு மாத்திரைகளைப் பயன்படுத்துகிறோமோ அப்போது, குறிப்பாக 'பி' வைட்டமின்கள் கூடுதலாகப் பயன்படுத்துவது அவசியம். இத்துடன், லாட்டோ

பேசிலஸ் என்ற நல்ல பாக்டீரியாக்கள் உள்ள மாத்திரைகளை எடுத்துக் கொள்வது ஆன்டிபயாடிக் கழிச்சல்களிலிருந்து காப்பாற்றும்.

உணவும் உடற்பயிற்சியும்

உடற்பயிற்சி, ஒருவருக்கு நலமாக உள்ளோம் என்ற உணர்வையும், மகிழ்வான மனநிலையையும் தருகிறது. ஆனால், ஒருவர் கடினமான உடற்பயிற்சியை மேற்கொண்டு உடல் எடையைக் குறைத்தார் என்று சொல்வதற்கில்லை. உடற்பயிற்சியால் மிகமிகச் சிறிய அளவே எடையைக் குறைக்க முடியும். இத்துடன், உணவு முறையையும் முழுவதுமாக மாற்றி எடையைக் குறைத்துக்கொள்ள முடியும்.

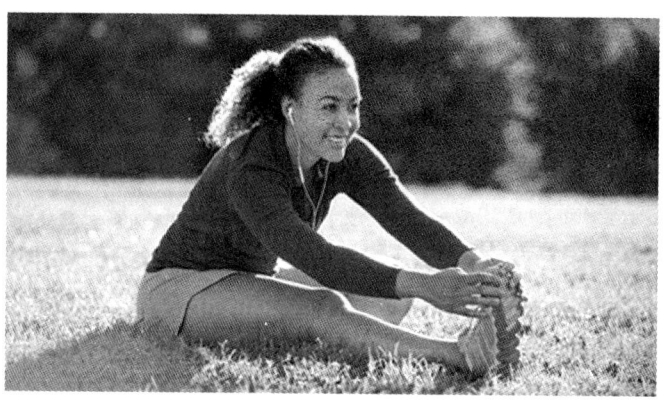

(எ.கா.) ஒரு இட்லியில் கிடைக்கும் எரிசக்தியை அதை முழுவது மாகச் செலவிட ஒருவர் 40 நிமிடங்கள் கடினமான உடற்பயிற்சி செய்ய வேண்டும். எனவே, இதிலிருந்து தெளிவாவது என்னவெனில், ஒருவர், அவரின் எடையைக் குறைக்க விரும்பினால், கூடுதலாக மேலும் ஒரு இட்லியை உண்ணக் கூடாது. இயல்பான உணவில் ஒரு இட்லியைக் குறைக்க வேண்டும்.

குறிப்பாக, எடையைக் குறைக்க ஒரே வழி சாப்பிடும் அளவைக் குறைத்துக்கொள்வதே. இது எடையைக் குறைப்பதோடு, ஆரோக்கிய மான மனநிலையையும் தரும்.

காலை உணவு அல்லது சிற்றுண்டி புரதச்சத்து மிகுந்ததாக இருப்பது நல்லது. மாவுப்பொருள் அதிகமாக உள்ள சிற்றுண்டியைவிட இதிலேயே சக்தி அதிகமாகக் கிடைக்கிறது. உடம்பில் சர்க்கரைச் சத்தும் சீராக அமைகிறது. புரதச்சத்து நிறைய உள்ள காலை உணவு, உங்களுக்கு மதிய நேரம் வரை அதிகம் பசி எடுக்காமலிருக்க உதவும். நீங்கள் சீராக வேலை செய்ய முடியும். சோர்வு, மயக்கம் ஆகியவை

ஏற்படாது. பருப்புகள், பட்டாணி, பீன்ஸ், மொச்சை, பால், முட்டை, வெண்ணெய், கீரை வகைகள், மீன் ஆகியவை இதற்கு ஏற்றவை.

காலையில் இதைப்போல சிற்றுண்டியோ, உணவோ இல்லா விட்டால், மதிய நேரத்துக்கு முன்பே பசி எடுக்கும்; சோர்வும் தோன்றும். அப்போது இரண்டு, மூன்று பிஸ்கட்டுகளும், ஒரு தம்ளர் ஆரஞ்சு ரசமும் சாப்பிடுவது நல்லது. பாலும் அருந்தலாம். மதிய உணவில் அரிசி அல்லது கோதுமை நிறைய இருப்பதைவிட, காய்கறிகள், மாமிசப் பொருள்கள் (அளவுடன்) தயிர் ஆகியவை கூடுதலாக இருப்பது நல்லது. மதிய உணவை நல்ல பசியுடன் சாப்பிடுவதே நல்லது. பிற்பகலில் பழங்கள் அல்லது பழரசம் அருந்தலாம். லேசான தேநீர் அல்லது காபியும் அருந்தலாம். இரவு உணவு சற்று லேசாகவே இருப்பது நல்லது. கோதுமை சப்பாத்தி, பருப்பு வகைகள், பால், பழங்கள் ஆகியவை இதில் இடம்பெறலாம்.

காலைச் சிற்றுண்டி அல்லது உணவை ஒன்பது மணிக்கு முன்னதாகவும், மதிய உணவை இரண்டு மணிக்கு முன்பும், இரவு உணவை ஏழரை மணிக்குள்ளாகவும் சாப்பிட்டுவிடுவது நல்லது. மதிய உணவிற்குப் பிறகு ஓய்வெடுக்கலாம். தூங்க வேண்டாம். இரவு உணவுக்குப் பிறகு உலாவுதல் நல்லது. தூங்கப் போகும்போது, வயிற்றில் உணவு ஓரளவு ஜீரணமாகியிருக்க வேண்டும்.

உணவுக்கு நிகராக நிறைய தண்ணீர் குடிக்க வேண்டும். காலை வேளையில் வெதுவெதுப்பான நீர் ஒரு தம்ளர் பருகலாம். காலைச் சிற்றுண்டி அல்லது உணவுக்கு முன் ஒரு தம்ளர் மோர் சாப்பிடலாம். சாப்பிடுவதற்கு முன்போ, சாப்பிடும்போதோ, சாப்பிட்ட உடனேயோ, தண்ணீர் குடிக்கக் கூடாது. பிற்பகலிலும் மாலையிலும் தண்ணீர், பழரசம் பருகுவது நல்லது. இரவு தூங்கப்போகுமுன் தண்ணீர் குடிக்க வேண்டும். பால் அருந்தும் பழக்கம் உள்ளவர்கள், படுப்பதற்கு முன் ஒரு மணி நேரம் முன்னதாகப் பால் அருந்திவிடுவது நல்லது. இரவு நேரத்தில் தயிர், மாமிசப் பொருட்கள், காரமான உணவு ஆகியவற்றை உட்கொள்வது நல்லதல்ல.

ஒரு நாளைக்கு எட்டு அல்லது பத்து தம்ளர் தண்ணீர் அருந்தலாம். சிலர், மாமிசம் அல்லது முட்டையே சாப்பிட மாட்டார்கள். அவர்கள் பால், வெண்ணெய், தயிர் போன்ற உணவு வகைகளைக் கூட்டிக் கொள்ளலாம்.

நாம் உட்கொள்ளும் உணவு, மிகவும் விலை மதிப்புள்ளதாக இருந்தால்தான் சத்துள்ளதாக இருக்கும் என்று நினைக்க வேண்டாம். வாழைப்பழம், பப்பாளிப்பழம், கொய்யா போன்ற விலை மலிவான

சாப்பிட வேண்டியது   சாப்பிட வேண்டாதது

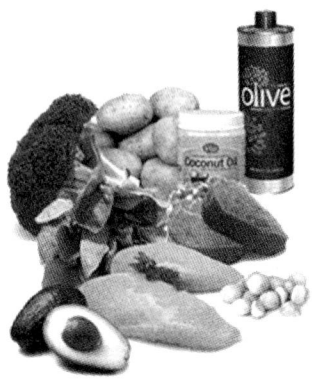
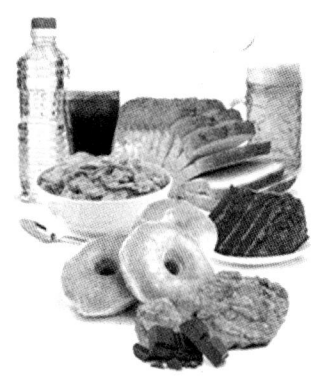

பழங்களிலும் ஆப்பிள், கிவி, திராட்சை போன்ற விலை உயர்ந்த பழங்களுக்கு நிகரான சத்து இருக்கிறது. கீரை, கத்திரி, வெண்டை, முள்ளங்கி, வெங்காயம் போன்ற விலை குறைந்த காய்கறி வகைகள் சத்து மிகுந்தவை. பொட்டுக்கடலை, நிலக்கடலை போன்றவை விலை குறைவானவை. இவை, நமக்குத் தேவையான புரதச்சத்தை அளிக்க வல்லவை.

சற்று வயதான பிறகு, கொழுப்புச் சத்துகளைக் குறைத்துக் கொள்வது நல்லது. மாமிசம், வெண்ணெய், நெய், ஆடையுள்ள பால் ஆகியவை அதிகமாக இருக்கக் கூடாது. கட்டியான மாமிசத்தைவிட மீன் வகைகள் சிறந்தவை. பால் அருந்தினால் ஆடை இல்லாமல் சாப்பிடுவது நல்லது. தயிர் சாப்பிடுவதைவிட கடைந்து வெண்ணெய் நீக்கப்பட்ட மோர் சாப்பிடுவது சிறந்தது.

ஒருவேளை தவறிச் சாப்பிடுவதைவிட சாப்பிடாமலே இருந்து விடலாம். இரவு வெகுநேரம் கழித்து சாப்பிடாதீர்கள். சாப்பிட்ட உடன் தூங்காதீர்கள். ஜீரணம் பாதிக்கப்படும். உடலில் கொழுப்பு சேர்ந்துவிடும். சாப்பிடும்போது கவலையுடன் இருப்பது, யோசிப்பது, படிப்பது ஆகியவை நல்லதல்ல. சாப்பிட்டவுடன் படிப்பது, கடினமான வேலைகளைச் செய்வது ஆகியவையும் நல்லதல்ல.

உங்கள் குடும்பத்தினருடன் ஒன்றாக உட்கார்ந்து ஒருவேளை யாவது பேசிச்சிரித்து, நிதானமாகச் சாப்பிடுங்கள். அது, உங்கள் உடலையும் ஆரோக்கியமாக வைத்திருக்கும். உங்கள் குடும்பத்தின் சுமூகமான உறவு நிலையையும் ஆரோக்கியமாக வைத்திருக்கும்.

துரித உணவு (JUNK FOOD) உடலுக்கு ஏற்றதல்ல

எண்ணம், உறவு, வாழ்க்கை முறை எல்லாம் புயல் வேகத்தில் மாறிக்கொண்டு வரும் இக்காலத்தில் உண்ணும் உணவுப் பழக்கமும் மாறி வருகிறது. ஊட்டச்சத்துடன் கூடிய உணவுகள் போய் புதிய துரித உணவுகள் (ஜங்புட்) நம்மை ஆட்கொண்டு வருகின்றன.

துரித உணவு ஏன் அதிகமாக விற்பனை ஆகிறது?

துரித உணவு என்பது சுவையுள்ள, உடன் சாப்பிடக்கூடிய நம்மை கவரும் நிறமுடன், தோற்றமுடையவைகள். இவ்வுணவுகளில் சில நூடுல்ஸ், சிப்ஸ், பீசா, பர்கர் ஆகும். இதனை எல்லா வயதினரும், எல்லா இனத்தவரும் உண்டு வந்தாலும் இப்பொழுது இது பெரும்பாலான குழந்தைகளையும், மிக வேகமாகத் தொலைக்காட்சி விளம்பரம் மூலம் கவர்ந்து வருகிறது. ஆமாம், குழந்தைகள் பள்ளியை விட்டு

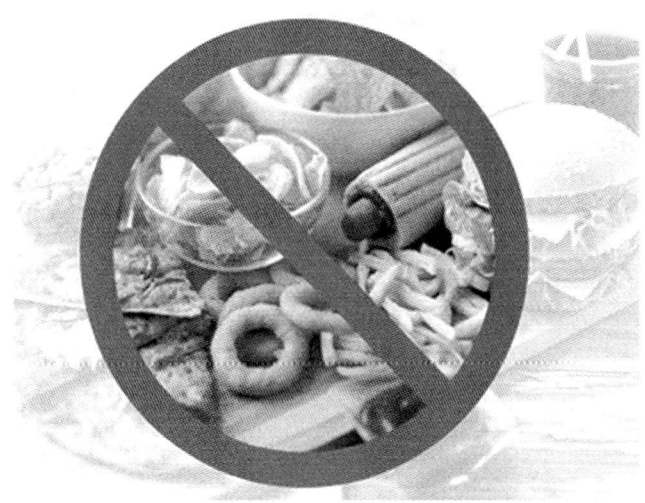

துரித உணவு ஏற்றதல்ல

வீட்டிற்கு வந்தவுடன் புத்தக மூட்டையை ஒரு மூலையில் வைத்த பின் தொலைக்காட்சிக்கு முன் இவ்வுணவுகளைக் கையில் வைத்துக் கொண்டு கார்ட்டூன்களைப் பார்த்தபடி தன்னையே மறந்துவிடும் நிலை. இதைத் தொடர்ந்து தினம் உண்ண குழந்தைகள் அடம் பிடிப்பதன் காரணம் நாக்கை அடிமையாக்குவதைப் போன்ற இரசாயனப் பொருட்கள் இதில் கலந்துள்ளதே காரணம், மேலும் இது வறுக்கப்பட்டு, பொரிக்கப்பட்டு, மொறு மொறுப்பாக உள்ளது. ஆனால் இம்மாற்றத் தால் அதில் உள்ள சிறிய ஊட்டச்சத்துக்கள் சேதமடைந்து உடலுக்குக்

கேடு விளைவிக்கும் பல புதிய இரசாயனப் பொருட்கள் உணவுடன் கலக்கின்றன என்பது தான் உண்மை.

கோலா பானங்கள் - வேண்டாம்

இது தவிர உணவுகளுடன் தண்ணீருக்குப் பதிலாக குடிக்கப் பயன்படும் கோலா பானங்களினாலும் உடல் எடை அதிகமாகும். மேலும் இது வயிற்றில் அமில சுரப்பை அதிகப்படுத்தி வயிற்றுப் புண்ணை உண்டாக்கும். எலும்பின் சக்தியைக் குறைக்கும். நாட்பட்ட

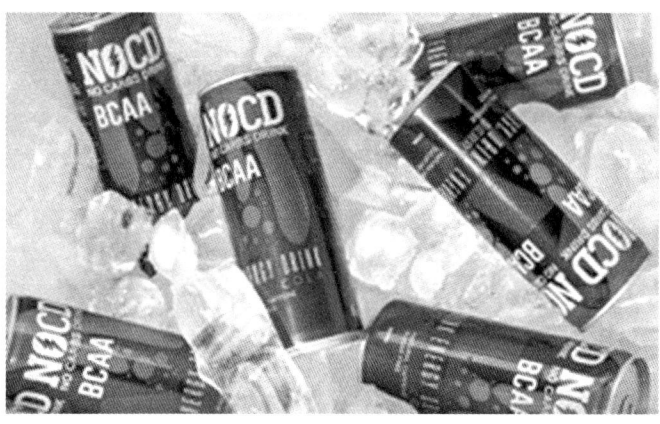

கோலா பானங்கள் - வேண்டாம்

நிலையில் ஆண்களுக்கு மலட்டுத் தன்மையை ஏற்படுத்தும். மேலும் வயிறு நிரம்பியது போன்ற உணர்வை ஏற்படுத்தி உணவு உண்ணும் அளவையும் குறைக்கும். சில வீடுகளிலும் உணவு விடுதிகளிலும் இவ்வுணவுகளுடன் குடிக்கும் தண்ணீருக்குப் பதிலாகக் கோலா மென் பானங்களும் இத்தீனிக்குத் துணையாக வைத்துக் கொள்கிறார்கள்.

இந்த உணவுகள் ஏன் இக்குழந்தைகளைக் கவர்ந்துள்ளது? என்றால் கடைகளில் வாங்கிய உடன் உண்ணும் விதமாகக் கவர்ச்சியுடன் உள்ளது. மேலும் இவ் உணவுகளைத் தயார் செய்து கொடுக்க அம்மா அல்லது வேலைக்காரர்கள் தேவையில்லை.

பெற்றோர்கள் தங்கள் வேலை காரணமாக ஏற்படும் களைப்பினால் குழந்தைகளுக்காக நேரத்தை ஒதுக்காதது இன்றைய காலக்கட்டத்தில் நாம் காண்பதாகும். இதற்கான மற்றொரு மூலகாரணம் தொலைக்காட்சி என்ற தொல்லைக்காட்சி. இதன் காரணமாக வீட்டில் செய்த உணவுப் பண்டங்களை உண்பதும் குறைந்துவிட்டது. இதனால் ஊட்டச்சத்துடன் உள்ள பொருள்களைத் தேர்ந்தெடுத்து உண்பது நலவாழ்வுக்கு

இன்றியமையாதது என்பதும் மறந்து போய்விட்டது. மேலும் குடும்பத் திலுள்ளோர் உணவைச் சமைத்து அனைவரும் ஒன்று சேர்ந்து கூடி மகிழ்ந்து உண்ணும் பழக்கமும் கொஞ்சம் கொஞ்சமாகக் குறைந்து வருகிறது. கொழுக்கட்டையும், பணியாரமும், சீடையும், சுண்டலும் விழாக்காலங்களில் காணும் காட்சியாகிவிட்டது.

குழந்தைகள் 6-12 வயது வரை ஊட்டச்சத்துடன் தொடர்ந்து வளரும் பருவம். இந்தப் பருவத்தில் எதை உண்டால் ஊட்டமாக வளரலாம்? என்ற நினைப்போடு பொதுவாக உணவைத் தேர்ந்தெடுக்க வேண்டும். இதை ஒரு கல்வியாகவே நலவாழ்வு சிந்தனையாகப் பள்ளிகளில் போதிப்பதும் அவசியம். ஆனால் இது நடைமுறையில் உள்ளதா? என்றால் இல்லை.

இதனைக் கவனத்தில் கொண்டே தொலைக்காட்சி, சூப்பர் மார்க்கெட் போன்ற நிறுவனங்கள் கண்ணைக்கவரும் பாக்கெட்டுகளில் உடன் உண்ண தகுதியான தின்பண்டங்களை, உணவுகளை நம்மைக் கவரும் வண்ணம் விளம்பரம் செய்து விற்பனை செய்கின்றன.

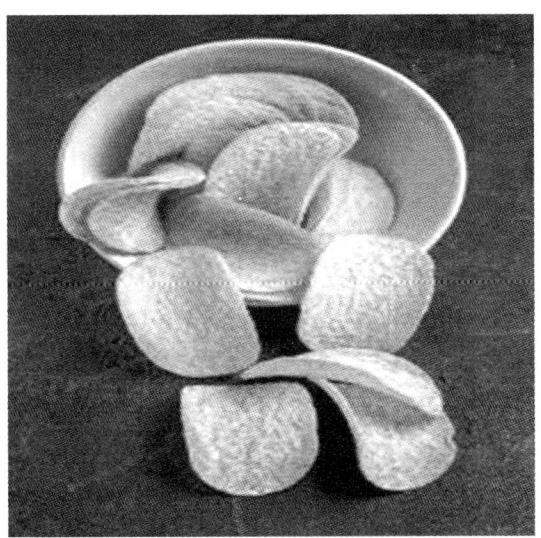

சிப்ஸ், மற்றும் பாக்கெட் துரித உணவு
இதில் உப்பு அஜின மோட்டோ, மசாலா உள்ளது. பக்க விளைவு அதிகம்

இதனையும் தாண்டி பேருந்து மற்றும் ரயில் நிலையங்களிலும் சிறு வணிக கடைகளிலும் கூட இவைகள் வண்ண வண்ண நிறங்களில் கடை முகப்பிலேயே தொங்கி வருவோர் போவோரை வாங்குமாறு சுண்டி இழுக்கின்றன.

இந்தத் துரித உணவுகளில் உள்ள பொருட்கள் ஜீனி, வெள்ளை மாவு கெடுதலை விளைவிக்கும் கொழுப்புப் பொருட்கள், உப்பு, நாக்கை அடிமைப்படுத்தும் மோனோசோடியம் குளுட்டாமேட் (அஜினமோட்டோ) மற்றும் நிறத்தை அளிக்கும் பொருட்கள். ஆனால் இவைகளில் உடலுக்குத் தேவையான அளவு புரதமோ, வைட்டமினோ, நார்ப்பொருளோ மற்ற ஊட்டச்சத்துக்களோ இருப்பதில்லை. ஆகவே தான் இதைத் தொடர்ந்து உண்ணும் குழந்தைகள் பருமனாக ஊட்டச்சத்து குறைந்தவர்களாக மலச்சிக்கலுடன் காணப்படுகிறார்கள். உண்மையில் இவ்வுணவுகள் குறைந்த செலவில் உற்பத்தி செய்யப்பட்டு, சீக்கிரத்தில் கெட்டுப்போகாதவாறு பாக்கெட்டுகளில் அடைக்கப்பட்டு அதிக விலைக்கு விற்கப்படுகின்றன. இந்த உணவுகளை நீடித்து உண்ணும் நிலையில் பல்லில் பூச்சியும், இவர்கள் முப்பது வயதைத் தாண்டும் போது இதய நோயும், சர்க்கரை நோயும், எலும்பு நலிவும் ஏற்படுகின்றன.

சிப்ஸ் போன்றவைகளில் அதிகம் உப்பு உள்ளதால் இதனை விரும்பி உண்பவர்களுக்கு இரத்தக் கொதிப்பு உண்டாகிறது. வாலிப வயதில் இவ்வுணவுகளை உண்ணும் நிலையில் இவர்களுக்கு புராஸ்டேட் புற்றும், மார்பகப் புற்றும் மற்றவர்களைக் காட்டிலும் அதிக விழுக்காட்டில் உண்டாகிறது.

துரித உணவுகள் கண்ணைக்கவரும் நிறங்களில் செய்யப்படுகின்றன. இந்நிறமிகளுக்கும் உடலுக்குப் பல கேடுகளை விளைவிப்பதுடன்

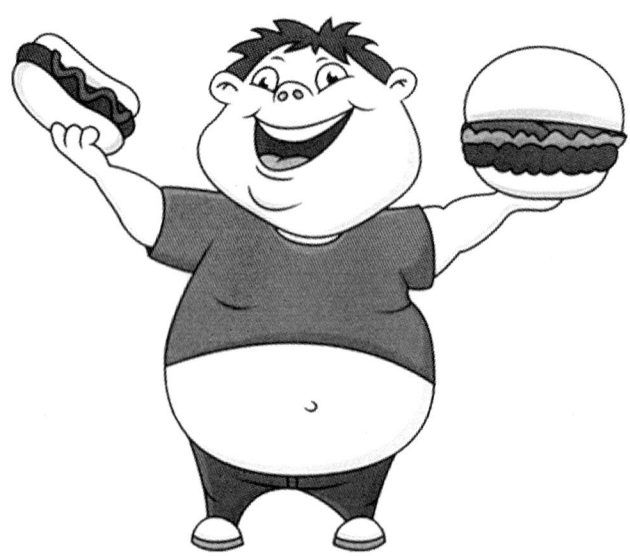

புற்றையும் உண்டாக்கவல்லன. சில நிறமிகள் வயிற்றுத் தொந்தரவு களையும், ஞாபக மறதியையும் ஏற்படுத்துகிறது. இவ்வகையான நிறமிகள் மிக அதிகமாகச் சாக்லெட், கோலா பானங்கள் மற்றும் சில நொறுக்குத் தீனிகளிலும் சேர்க்கப்படுகின்றன.

குழந்தைகள் பள்ளியில் படிக்கவும், உடல் ஊட்ட முடன் இருக்கவும் நல்ல ஊட்டச்சத்துள்ள உணவை உண்ண வேண்டியது அவசியம். ஆனால் துரித உணவு போன்றே சத்தே இல்லாத சக்கைகளைச் சாப்பிடும் பொழுது இவர்கள் சோர்ந்து போய் விளையாடுவது இல்லை. நன்றாகப் படிப்பதும் இல்லை தினம் மலம் கழிப்பதும் இல்லை. ஒட்டு மொத்தத்தில் நூடுல்ஸ், சிப்ஸ், கோலா பானங்கள் எல்லோருக்குமே முக்கியமாக வளரும் குழந்தைகளுக்கு எப்பொழுதும் ஏற்றதல்ல. அப்படியும் உண்பவர் ஊளைச்சதையுடன் தொந்தியுடன் பெருத்துக் காணப்படுவர்.

தினம் நாம் உண்ணும் இட்லி, உப்புமா, சப்பாத்தி, காய்கறிகள் தான் நமக்கு காலை உணவாக இருக்க வேண்டும். காலையிலும், மாலையிலும் பழம் உண்ணுவது இத்துரித உணவு வரவால் மறக்கப்பட்டு வருகிறது.

உண்மையில் நாம் ஒன்றை உணர வேண்டும். உடலுக்கும், மூளைக்கும் தகுந்த ஊட்டச்சத்து அளிக்காமலே, இத்துரித உணவுகளை உண்பதின் மூலம் நம்மை நாமே ஏமாற்றிக் கொள்கிறோம் என்பது ஆகும். இவ்வுணவுகளை வறுக்கும் எண்ணெய் கொலஸ்டிராலைக் கூட்டி இதய நோய்களை உண்டாக்க உதவுகிறது. கவனம் தேவை.

2. வாய்ப்புண்

வாயில் உண்டாகும் சிறிய காயங்களே, வாய்ப் புண்கள் ஏற்பட ஒரு பொதுவான காரணமாக உள்ளது. பல்லின் கூர்மையான ஓரங்கள், திடீரென்று கடித்துக்கொள்ளுதல் (இது குறிப்பாக கூர்மையான பற்கள் அல்லது ஞானப்பற்களினால் ஏற்படலாம்). கூர்மையான, உராய்வுத்தன்மையுடைய அல்லது அளவுக்கு அதிகமான உப்புள்ள உணவு, மோசமாக ஒட்டியுள்ள பொய்ப்பற்கள், பல்கவ்விகள் அல்லது பல்துலக்கியினால் ஏற்படும் காயம் போன்றவற்றினால், வாயின் மென் சவ்வு மேற்புறத்தில் புண்கள் ஏற்படலாம். காயத்திற்கான காரணி அகற்றப்பட்டுவிட்டால் (எடுத்துக்காட்டாக, மோசமாக பொருத்தப்பட்டிருக்கும் பொய்ப்பற்கள் அகற்றப்படுதல் அல்லது மாற்றப்படுதல்), இதுபோன்ற புண்கள் பொதுவாக மிதமான வேகத்தில் குணமாகிவிடும்.

இந்தப் புண்கள், பற்களில் வேலைப்பாடு செய்த பிறகு (பல் கட்டுவது, வேர் மருத்துவம்) ஏற்படுவது மிகவும் பொதுவானதாகவும் உள்ளது. வாயின் மென்மையான திசுக்களில் சிராய்ப்புகள் ஏற்படும் போது புண்கள் ஏற்படுகின்றன.

இரசாயன காயங்கள்

வலி நீக்கி மருந்து (ஆஸ்பிரின்) அல்லது மது வாயின் மேல் சவ்வில் படும்போது, திசுக்கள் சிதைந்து உரியவும் செய்து புண்ணை உருவாக்கலாம். சோடியம் லாரில் சல்ஃபேட் (எஸ்.எல்.எஸ்), பெரும்பாலான பல்துலக்கிகளில் காணப்படும் முக்கிய பொருட்களில் ஒன்றாகும். இது வாய்ப்புண்கள் ஏற்படும் ஆபத்தை அதிகரிக்கிறது.

நோய்த்தொற்று

வைரஸ், பூஞ்சை மற்றும் பாக்டீரியா சார்ந்த செயல்முறைகள் வாய்ப்புண் ஏற்பட வழிவகுக்கலாம். கைகளைக் கழுவாமல் வெடிப்புற்ற உதடுகளைத் தொடுவதன் மூலமாகவும் வாய்ப்புண்கள் ஏற்படுகின்றன.

வைரஸ் சார்ந்தவை

ஹெர்பிஸ் வைரஸ் மிகவும் பொதுவானதாகும். இது, மீண்டும் மீண்டும் ஏற்படும் அக்கி வடிவ புண்கள் ஏற்படக் காரணமாக இருக்கிறது. பொதுவாக இது வலியுடனும், வெடிக்கும் தன்மை கொண்ட பன்மடங்கு

கொப்புளங்களாகவும் வரும். எச்.ஐ.வி நோய் எதிர்ப்புக் குறைபாட்டை ஏற்படுத்தி, வாயில் வெள்ளை நிற திட்டுகளை உண்டாக்குகிறது.

பாக்டீரியா சார்ந்தவை

காசநோய் மற்றும் 'கிரந்தி' போன்ற நோய்களும் புண் ஏற்படுவதற்குக் காரணமாகலாம்.

காற்றில் வளரும், அக்டினோமைஸ்கள் மற்றும் வாய்- பெருங்குடல் வாழ் தீங்கற்றநுண்ணுயிர் போன்ற சாதாரண பாக்டீரியாக்களும் புண்ணை உண்டாக்கும். இத்துடன், பூஞ்சணமும் வாய்ப்புண்ணிற்கான ஒரு காரணமாகும்.

வாய் குழிப்புண்

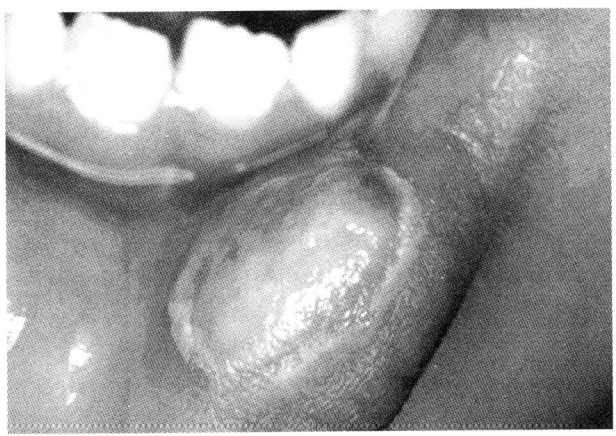

வாய் குழிப்புண்

ஆஃப்தோஸ் (வாய் குழிப்புண்) புண்களின் காரணிகள் பல்வேறு நோய் செயல்முறைகளின் விளைவாக இருக்கின்றன. உடலால் கண்டுபிடிக்க முடியாத வேதிப்பொருட்கள் உடலைத் தாக்கும்போது ஆஃப்தோஸ் புண்கள் உருவாகின்றன என்று கருதப்படுகிறது.

நோய் எதிர்ப்புக் குறைபாடு

நோய் எதிர்ப்புக் குறைபாட்டின் காரணத்தினால் வாய்ப்புண்கள் திரும்பத் திரும்ப ஏற்படலாம். வாயின் சீதச்சவ்வுகளில் நோய் எதிர்ப்புப் புரதங்களின் அளவுகள் குறைந்து காணப்படுவதை இது குறிக்கிறது. வேதிச்சிகிச்சை, எச்.ஐ.வி ஆகிய அனைத்தும் நோய் எதிர்ப்புக் குறைபாடு ஏற்படக் காரணமாகிறது. இந்த நோய் எதிர்ப்புக் குறைபாட்டின் வெளிப்பாடாக வாய்ப்புண்கள் ஏற்படுகின்றன.

தன் தடுப்பாற்றல்

வாய்ப்புண் ஏற்படுவதற்குத் தன் தடுப்பாற்றலும் ஒரு காரணமாக உள்ளது. வாய் சீதச்சவ்வில் செதிலுறிவு / புண் ஏற்பட இது காரண மாகிறது.

ஒவ்வாமை

கனிமப் பூச்சு போன்ற ஒவ்வாமை ஊக்கிகளுடன் தொடர்பு ஏற்படுவதன் காரணத்தினால் புண்கள் ஏற்படுகின்றன.

உணவுத் திட்டம்

வைட்டமின் சி குறைபாட்டினால் ஸ்கர்வி ஏற்படலாம். இந்நோய் காயங்கள் ஆறுவதைத் தடை செய்து, புண்கள் உருவாக வழிவகுக்கிறது. இதேபோன்று, வைட்டமின் பி12, துத்தநாகம் போன்ற குறைபாடு களினால் வாய்ப்புண் ஏற்படுவதுடன் தொடர்புடையதாக உள்ளது.

குழிநோய், புண்கள் ஏற்படுவதற்கு ஒரு பொதுவான காரணம்; கோதுமை போன்றவற்றை உட்கொள்ளுவதால் நாட்பட்ட வாய்ப் புண்கள் ஏற்படலாம். வாய்ப் புண்கள் ஏற்படுவதற்குப் பசையம் (gluten) உணர்திறன் காரணமாக இருந்தால், பசையம் இல்லாத உணவுகளை எடுத்துக்கொள்வதன் மூலம் புண்கள் ஏற்படுவதைத் தடுக்கலாம். பெரும்பாலான ரொட்டி வகைகள், (பாஸ்தா), பீர் போன்ற பானங்களைத் தவிர்த்தல் அவசியம். டையட் கோலா மற்றும் சர்க்கரையல்லாத மெல்லும் கோந்து போன்ற செயற்கையான சர்க்கரைகளினாலும் (அஸ்பார்டேம், நியூட்ரிஸ்வீட்) வாய்ப்புண்கள் ஏற்படலாம் என்று கூறப்படுகிறது.

புற்றுநோய்

வாய்ப்புற்று நோய்களின் காரணத்தினால் புண்கள் ஏற்படலாம். இப்புற்று, புகையிலை போடுவதால் ஏற்படும் நோய்களில் ஒன்றாகும்.

வாய்ப் புண்களுடன் தொடர்புள்ள மருத்துவ நிலைகள்

பின்வரும் மருத்துவ நிலைகள், வாய்ப்புண்களுடன் தொடர்புடைய தாக உள்ளது.

- பேசட்ஸ்நோய், பிம்பிகஸ்
- செலியாக் நோய்
- க்ரோன்ஸ் நோய்
- ஜின்ஜிவோஸ்டோமாடிடிஸ்
- வெண்படலம்

தடுப்பு முறைகள்

விபத்தினால் ஏற்படும் புண்களுக்கு, விபத்து ஏற்படும் மூலத்தைத் தவிர்ப்பதனால் புண்கள் ஏற்படுவதைத் தடுக்கலாம். ஆனால், விபத்து போன்ற நிகழ்வுகள் தற்செயலாக ஏற்படுவதனால், தடுப்பு முறை நடைமுறைக்கு ஒத்துவராது.

விபத்தின் காரணமாக வாயில் காயம் (கடித்துக்கொள்ளுதல் மற்றும் பல) ஏற்பட்ட தனிநபருக்குச் சந்தர்ப்பவாத பாக்டீரியா சார்ந்த நோய்த்தொற்றுகள் ஏற்படும் ஆபத்து அதிகமாக இருந்தால், பாக்டீரியாப்பகை வாய்க்கழுவிகளின் மூலம் நேரடியாகக் காயத்தைக் கழுவுவதால், நோய்த்தொற்றுகள் ஏற்படாமல் தவிர்க்கலாம்.

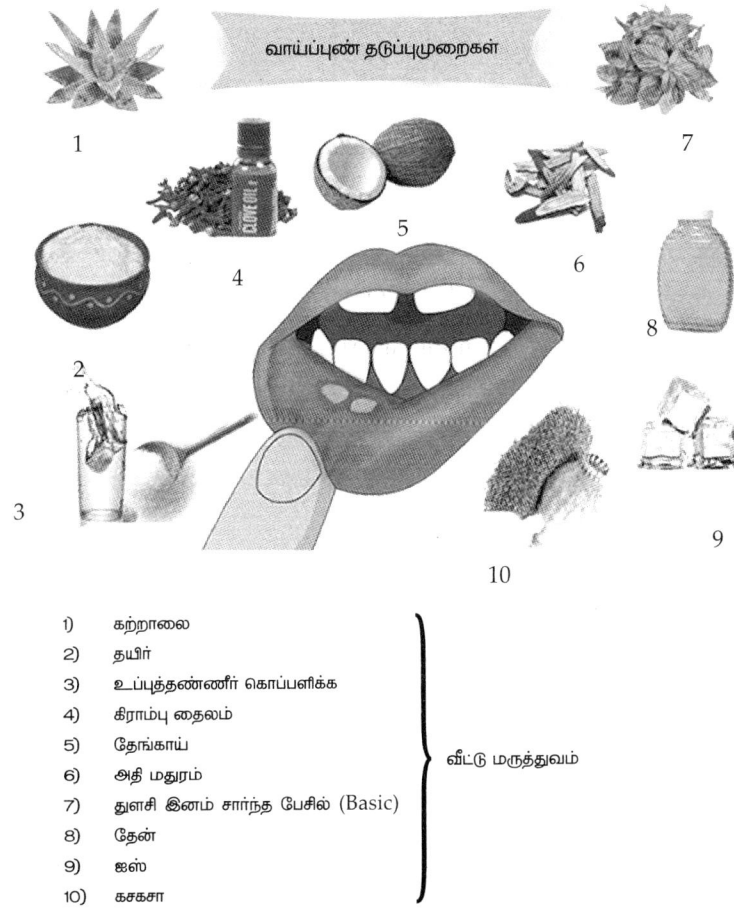

1) கற்றாலை
2) தயிர்
3) உப்புத்தண்ணீர் கொப்பளிக்க
4) கிராம்பு தைலம்
5) தேங்காய்
6) அதி மதுரம்
7) துளசி இனம் சார்ந்த பேசில் (Basic)
8) தேன்
9) ஐஸ்
10) கசகசா

வீட்டு மருத்துவம்

ஒரு நிமிடத்திற்கு ஒருமுறை வாயை வாய்க்கழுவிகளினால் கொப்பளிக்க வேண்டும். பாக்டீரியாப்பகை வாய்க்கழுவிகள் ஒரு முழு நிமிடமும் வாயினுள் இருக்கும் என்பதனால், சுவை உணர்வு குறைவு மற்றும் மற்றபடி விரும்பத்தக்க ஃப்ளோராவின் சாத்தியமான குறைவு போன்ற தீங்கு விளைவிக்கக்கூடிய தாக்கங்களை இது ஏற்படுத்தும். ஒரு மில்லிலிட்டர் அளவு சொட்டுகள் போதுமானதாக இருக்கிறது. பொதுவாக, காயம் ஏற்பட்ட 3 மணி நேரங்களுக்குள் முதல் சிகிச்சை ஆரம்பிக்கப்பட வேண்டும்.

மருத்துவம்

வாய்ப்புண்களுக்கு முதல்நிலை அணுகுமுறையாக, நோய்க்குறி சார்ந்த சிகிச்சை அமைகிறது. புண் ஏற்பட்டதற்கான காரணங்கள் அறியப்பட்டவுடன், அந்த நிலைக்கான சிகிச்சையும் பரிந்துரைக்கப்படும். போதுமான அளவு வாயைச் சுத்தமாக வைத்துக்கொள்வதன் மூலமாகவும் அறிகுறிகளிலிருந்து விடுபடலாம். ஆன்டி ஹிஸ்ட்டமின் அமில எதிர்ப்பிகள், கார்ட்டிக்கோஸ்டீராய்டு அல்லது வலியுள்ள புண்களைத் தணிக்கும் வகையில் உள்ள மருந்துகள் ஆகியவற்றைப் பயன்படுத்துவதன் மூலம் புண்களின் வலி அறியாமல் இருக்கலாம். பாராசெடமால் மற்றும் ஓரிடத்திற்குரிய உணர்ச்சிநீக்கி லாசென்சர் போன்ற வாய்க்குரிய வலிநிவாரணிகளைப் பயன்படுத்தலாம். மென்ஸோகெயின் (வலி நிவாரணி) போன்ற வண்ணப்பூச்சுகள் அல்லது வாய்க் கழுவிகளும் வலியைக் குறைக்க உதவும். காரமான மற்றும் சூடான உணவுகளைத் தவிர்த்தலும் வலியைக் குறைக்கும் உப்புநீரைக் (வெதுவெதுப்பான உப்பு தண்ணீர்) கொண்டு வாயைக் கழுவினாலும்கூட வலி குறையும். புண்ணின் மேல் ஒரு சிறிய அளவு காடியைத் தடவுவதன் மூலம் சிறிது நேரத்திற்கு வலியிலிருந்து விடுபடலாம். இது ஒரு பழங்காலத்து தீர்வு முறையாகும். மூன்று வாரங்களுக்கும் மேலாக புண்கள் இருந்தால், ஒரு மருத்துவரின் உதவியை நாடுவது நல்லது.

3. வாய் துர்நாற்றம்: பேசும்போது முகம் சுளிக்கிறார்கள்?

ஒரு சிலர் இருக்கிறார்கள், வாய் திறந்தால் பக்கத்தில் இருக்கவே முடியாதபடி வாய் நாறும். ஆனால், சாதாரணமாக உரையாடுவார்கள். காரணம் அந்தத் துர்நாற்றமானது அவர்களுக்குத் தெரியாது. எதிரில் இருப்பவர்களுக்குத்தான் அந்தத் துர்நாற்றம் வீசும்.

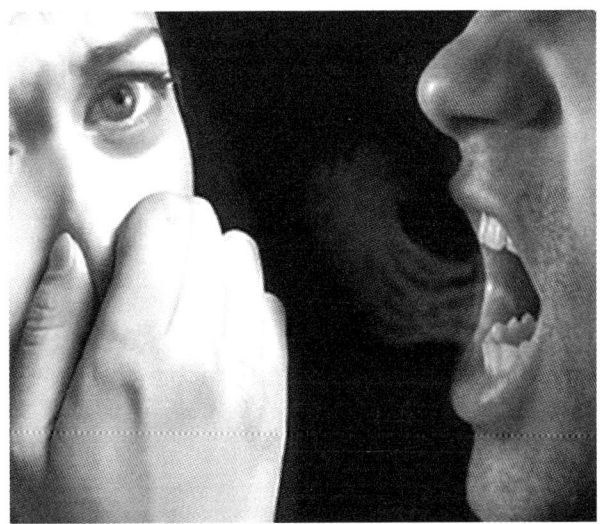

வாய் துர்நாற்றம் ஏன் ஏற்படுகிறது?

வயிற்றுக் கோளாறு உள்ளவர்களுக்கு நிச்சயம் இந்த வாய் துர்நாற்றம் ஏற்படும். அதாவது, அல்சர் நோய் உள்ளவர்கள் வாய் துர்நாற்றத்தால் அவதிப்படுவார்கள். மற்ற காரணங்கள்: புகையிலை, வெற்றிலை, பாக்கு போடுதல், உடலில் நீர்ச்சத்து குறைபாடு.

வறளும் வாய்

வாய் அடிக்கடி வறண்டு, வாய் துர்நாற்றத்தை ஏற்படுத்தும் பாக்டீரியாக்களை உருவாக்கும். தொடர்ச்சியாகப் பேசிக்கொண்டே இருத்தல், புகைபிடித்தல், மது அருந்துதல் ஆகியவை வாய் வறண்டு போவதற்கான காரணங்களாகும்.

உணவுகள்

பூண்டு, வெங்காயம் போன்ற உணவு வகைகளில் மணமுள்ள சல்ஃபர் உள்ளது. பால், இறைச்சி, மீன் போன்றவற்றில் அடர்த்தியான புரதம் உள்ளது. இவை, வாய் துர்நாற்றம் ஏற்படும் பாக்டீரியாக் களை ஊக்குவிக்கின்றன. காபி, ஜூஸ், ஜீனி போன்றவையும் இந்தப் பாக்டீரியாக்கள் உருவாகக் காரணமாகின்றன.

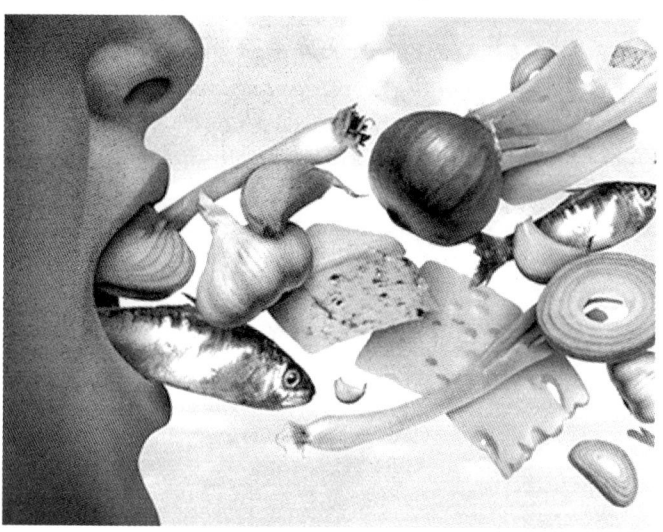

வாய் துர்நாற்றம் ஏற்படுத்தும் பொருட்கள்

பல் துலக்குதல்
பல் பராமரிப்பின்மை

பல்லைத் தினமும் சுத்தம் செய்வதன் மூலம் மட்டுமே பாக்டீரியாக் களை வெளியேற்ற முடியும். பல் பராமரிப்பில் கவனக்குறைவாக இருந்தால், வெளியேற்றப்படாத பாக்டீரியாக்கள் பல்லின் மேல் படலமாகப் படிந்துவிடும். இது, 'பற்காரை' எனப்படும். இதுதான் துர்நாற்றத்துக்குக் காரணமாக அமையும். இதுதவிர, பல் ஈறுவீக்கம், புண், இரத்தக்கசிவு, சொத்தைப்பல்லில் சீழ் ஆகியவையும் முக்கிய காரணங்களாகும். மூக்கில் சதை, காசநோய், நுரையீரலின் கீழ் புற்று ஆகியவை, சுவாச மண்டலத்தில் ஏற்படும் வாய் நாற்றத்திற்கான காரணங்கள்.

நோய்கள்

சிறுநீரக நோய்கள், கல்லீரல் நோய்கள், புற்று, சர்க்கரைநோய் பிரச்சனைகள் இருப்பவர்களின் வாய் சீக்கிரம் வறண்டுபோகும்.

எனவே, இவர்களுக்கும் வாய் துர்நாற்றப் பிரச்சனை ஏற்படும். நோய்களுக்கு எடுத்துக்கொள்ளக்கூடிய மருந்துகளின் காரணமாகவும் வாய் துர்நாற்றம் ஏற்படும்.

மருத்துவ ரீதியான காரணங்கள்

தொண்டையில் உள்ள டான்சில் சுரப்பியில் பிரச்சனை (Infection) ஏற்பட்டால் வாய் துர்நாற்றம் ஏற்படும்.

உணவுக்குழாய், உணவு மண்டலத்தில் ஏற்படும் வியாதிகள் ஒரு வழிப்பாதையான உணவுக்குழாயில் ஒரு சிலருக்கு உணவுப் பையிலிருந்து அமிலமானது மேல்நோக்கி வந்து எதிர்க்களிப்புடன் வாய் துர்நாற்றத் தையும் உண்டாக்கும். பல அஜீரணக் கோளாறுகளாலும் வாய் துர்நாற்றம் ஏற்படும். உணவுக்குழாயில் சென்ற உணவானது, நான்கு

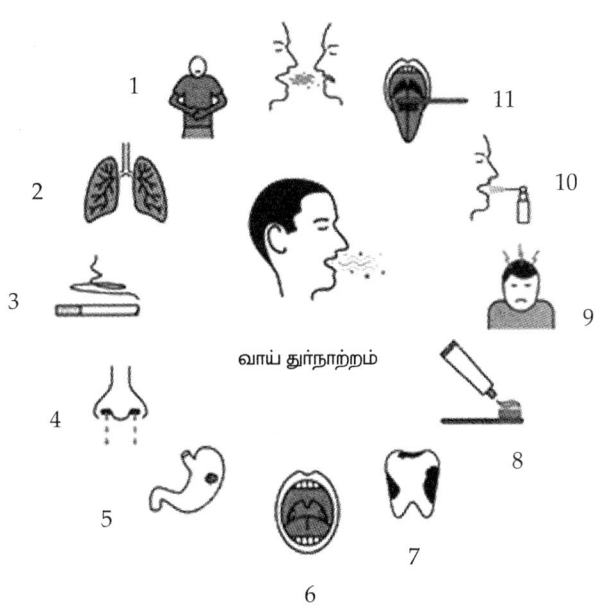

வாய் துர்நாற்றம் - காரணங்கள்

1) வயிற்றுப்புண்
2) நெஞ்சு - சளி
3) புகை
4) மூக்கடைப்பு
5) புளித்த ஏப்பம்
6) உள்நாக்கு அழற்சி
7) பூச்சிப்பல்
8) சரியாக பல்விளக்காமை
9) சைனஸ்
10) மருந்து உபயோகம்
11) நாக்கில் படரும் வெண்நிறம்

மணி நேரத்திற்குள் ஜீரணமாகிவிடும். நான்கு மணி நேரத்திற்கு மேலும் ஜீரணமாகாமல் உணவு மண்டலத்திலேயே உணவு தங்கும்போது, வயிற்றில் ஏற்படும் புளித்த நாற்றம் வாய் வழியாக வந்து சேரும்.

வாய் துர்நாற்றம் போக்க இயற்கை மருத்துவம்

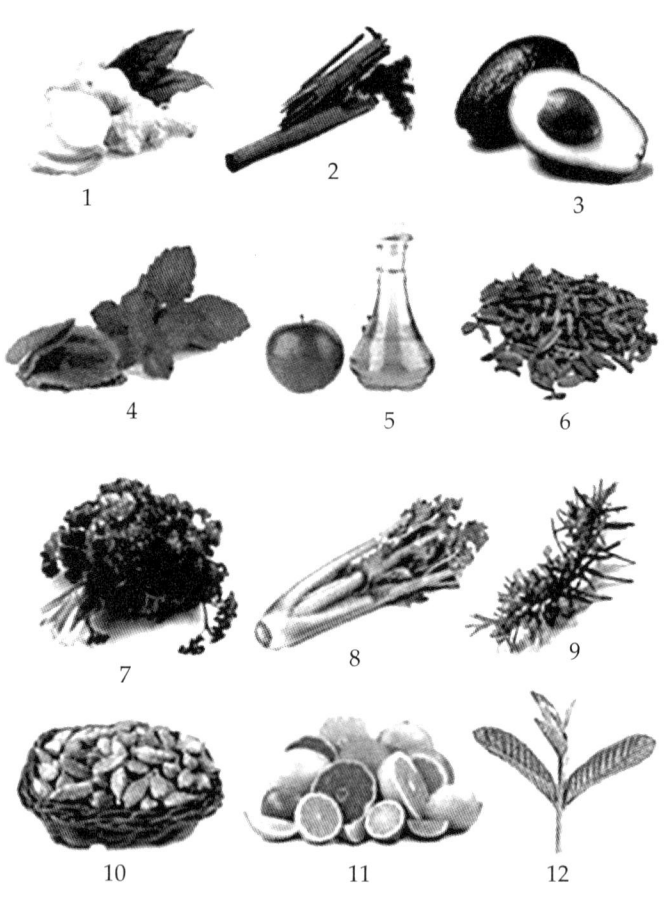

1) இஞ்சி
2) இலவங்க பட்டை
3) அவகோடா
4) புதினா
5) ஆப்பிள் சிடார் வினீகர்
6) சீரகம்
7) நறுமண வெள்ளை மலர்களுடைய செடி
8) சிலிரி
9) பசுமைமாறா நறுமண இலை
10) ஏலக்காய்
11) புளிப்பான பழம்
12) கொய்யா இலை

வாய் துர்நாற்றத்தைப் போக்க வழிகள் என்ன!

1. உடனடியாக வாய் துர்நாற்றத்தைப் போக்க நறுமணப் பொருள்களை வாயில் இட்டு மெல்லலாம். சூயிங்கம், மவுத் பிரஷ்னர் ஆகியவற்றைப் பயன்படுத்தலாம்.

2. மவுத் வாஷர் (Mouth Washer) நீர்மங்களைப் பயன்படுத்தி வாயைச் சுத்தப்படுத்திக்கொள்ளலாம்.

3. வாய் துர்நாற்றம் உள்ளவர்கள், வெற்றிலையை வாயில் அடக்குவது போல, கிராம்பை மென்று வாயில் அடக்கிக்கொள்ளலாம்.

4. அரை லிட்டர் நீரில் புதினா சாறு (Mint Juice), எலுமிச்சைச் சாறு (Lime juice) ஆகியவற்றைக் கலந்து வாய் கொப்பளிக்கலாம்.

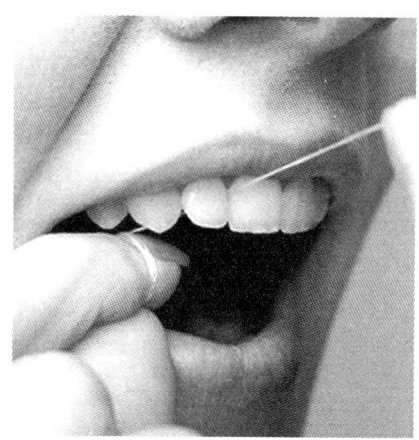

பல் இடுக்குகளை சுத்தம் செய்ய 'பிளாஸ்'

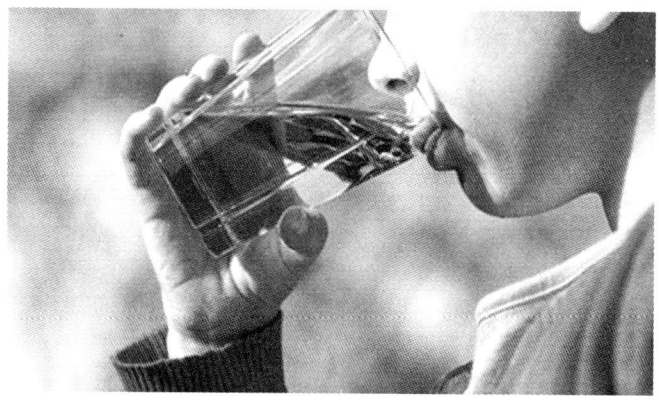

அதிகமாக தண்ணீர் குடிக்கவும்

5. வாய் துர்நாற்றத்தைப் போக்க எலுமிச்சைச் சாறுடன் நீர் கலந்து அதில் சிறிதளவு உப்பு சேர்த்துக் குடித்து வரலாம். இந்தக் கலவையை வாயிலிட்டும் கொப்பளிக்கலாம்.

6. குடல்புண் பிரச்சனையால்தான் பெரும்பாலான வாய் துர்நாற்றம் ஏற்படுகிறது. இதைப் போக்க காலையில் எழுந்தவுடன் காபியைத் தவிர்த்துவிட்டு 4 டம்ளர் தண்ணீரை வெறும் வயிற்றில் குடிக்கலாம்.

7. காலை மாலை இரண்டு நேரமும் பல் துலக்கி வாய்கொப்பளிக்க வேண்டும்.

8. நன்றாகத் துலக்கப்படாத பற்களின் இடுக்களில் கிருமிகள் சேர்வதால் இந்தத் துர்நாற்றம் ஏற்படும். எனவே, மருத்துவரிடம் ஆலோசனை பெற்று, பற்களைச் சுத்தம் செய்துகொள்வதன் மூலம் துர்நாற்றத்தைத் தவிர்க்கலாம். அதோடு, பற்களின் பாதுகாப்பும் பலப்படும். இடுக்களில் உள்ளதை, பிளாஸ் கொண்டு அகற்ற வேண்டும்.

9. அதிக காரம், அதிக புளிப்பு உள்ள உணவு வகைகளைத் தவிர்ப்பதால் வாய் துர்நாற்றத்தைத் தவிர்க்கலாம்.

10. சாதாரணமாகச் சந்தையில் கிடைக்கும் கொத்தமல்லிக் கீரையை (Coriander leaves) வாயில் போட்டு மென்றுவர, வாய் துர்நாற்றம் நீங்கும்.

சாப்பிட்ட பின் வாய் கொப்பளிக்காமல் இருந்தால், உணவுத் துணுக்குகள் பல் இடுக்குகளில் சிக்கி கிருமிகள் வளர ஏதுவாகிவிடும். மேலும் இரவு படுக்கப் போகும் முன் பல்துலக்கும் பழக்கத்தை ஏற்படுத்திக்கொள்ளுங்கள். இதனால் வாயிலுள்ள 90 சதவிகித கிருமிகளை நீக்க முடியும்.

கிருமிகளால்தான் வாயில் துர்நாற்றம் ஏற்படுகிறது. அதேபோல ஒவ்வொரு முறை பல் துலக்கும்போதும் நன்றாக பற்களில் பிரஸ் படும்படி தேய்க்க வேண்டும். பற்களோடு ஈறுகளையும் இலேசாக அழுத்தித் துலக்குவதால் இரண்டு மடங்கு பலன்கள் ஏற்படும். ஈறுகளிடையே ஒளிந்திருக்கும் கிருமிகள் வெளியேறும். பற்களோடு நாக்கையும் சுத்தப்படுத்துவதால், வாயிலுள்ள பெரும்பாலான கிருமிகள் நீக்கப்படுகின்றன. இவற்றையெல்லாம் தினந்தோறும் தவறாமல் செய்துவந்தால் வாய் துர்நாற்றத்தை விரட்டிவிடலாம்.

இரவு நேரம் பணிபுரிபவர்களுக்கு வாய் துர்நாற்றம் ஏற்பட வாய்ப்புகள் அதிகம். அதிக நேரம் பசியுடன் இருந்து, வேலை நேரம்

முடிந்த பிறகே உணவு எடுத்துக்கொள்வதால் வாய் துர்நாற்றம் ஏற்படும் வாய்ப்புகள் அதிகம். மேலும், இரவு நீண்ட நேரம் கண்விழித்துப் படிப்பவர்கள், கணினியில் வேலை செய்பவர்கள் என இரவு நேர தூக்கத்தைக் கெடுத்துக்கொள்பவர்களுக்கும் வாய் துர்நாற்றப் பிரச்சனை வரும்.

வாய் கொப்பளித்தல்

பிளாக் டீ அல்லது கிரீன் டீயில் வாயைக் கொப்பளிப்பதால், வாய் துர்நாற்றத்தை ஏற்படுத்தும் பாக்டீரியாக்களின் எண்ணிக்கை குறையும் எனக் கண்டுபிடிக்கப்பட்டுள்ளது. பல் சார்ந்த பிரச்சனைகள் மூலம் வாய் துர்நாற்றம் ஏற்பட்டிருந்தால், இது நிரந்தரமான தீர்வு தராது.

மிட்டாய்

மிட்டாய்கள், பபுள்கம்களைச் சாப்பிடுவதால் அதிக அளவில் எச்சில் சுரக்கும். இதனால் வாய் வறண்டு போகாது. உற்பத்தியாகும் எச்சில், வாயிலுள்ள பாக்டீரியாக்களை வெளியேற்ற உதவும். இதனால் துர்நாற்றம் குறையும். சர்க்கரை நோயாளிகள் இவற்றைத் தவிர்த்து விடலாம். இதேபோல் கிராம்பு, சீரகம் போன்றவற்றையும் மெல்லலாம்.

காய்கறி, பழங்கள்

உணவு உண்ட பிறகு கேரட், ஆப்பிள் போன்றவற்றைச் சாப்பிட்டால், எச்சில் சுரப்பு அதிகமாகும். இதனால் வாயிலுள்ள பாக்டீரியாக்கள் வெளியேற்றப்படும். காலையிலிருந்து சாப்பிடாமல் வெறும் வயிற்றிலேயே இருந்தால், வயிற்றில் அமிலச் சுரப்பு உண்டாகும். இதுவும் துர்நாற்றத்துக்குக் காரணமாக அமையும். இதற்குப் பழங்களும், காய்கறிகளும் நல்ல தீர்வு தரும்.

நாக்கின் சுவை நரம்புகளில் சேர்ந்துள்ள பாக்டீரியாக்களை வெளியேற்றுவது துர்நாற்றத்தைப் போக்க உதவும். பிரெஷ் பயன்படுத்தி நாக்கைச் சுத்தம் செய்யலாம்.

இந்த வழிமுறைகளைப் பின்பற்றியும் வாய் துர்நாற்றம் நீங்கவில்லை யென்றால், பல் மருத்துவரை அணுகி ஆலோசனை பெறவேண்டும். வாய் துர்நாற்றம் ஏதாவது ஒரு நோயின் அறிகுறியாகக்கூட இருக்கலாம் என்பதால், மருத்துவரைச் சந்திக்க தயங்கக் கூடாது...

ஆனாலும் வாய் துர்நாற்றம் நீங்க, சரியான பராமரிப்பு மிக மிக முக்கியம்.

4. விக்கல் ஒரு சிக்கல்

விக்கல் 'ஹக்க்' என்ற ஒருவித சத்தத்துடன் நெஞ்சை, வயிற்றை, அல்லது தொண்டையை அடைக்கும் அல்லது இறுக்கும் அறிகுறி களுடன் தோன்றும். பொதுவாக, நிமிடத்திற்கு ஓரிரு விக்கல் வரும். ஆனால், இதுவே நிமிடத்திற்கு 50-60 வரை நீடிப்பதும் உண்டு. பெரும்பாலும் தானாகவே விக்கல் நின்றுவிடும் என்றாலும் இதுவே ஓரிரு மணிகளிலிருந்து ஓரிரு மாதங்கள் வரை கூடத் தொடரக்கூடும்.

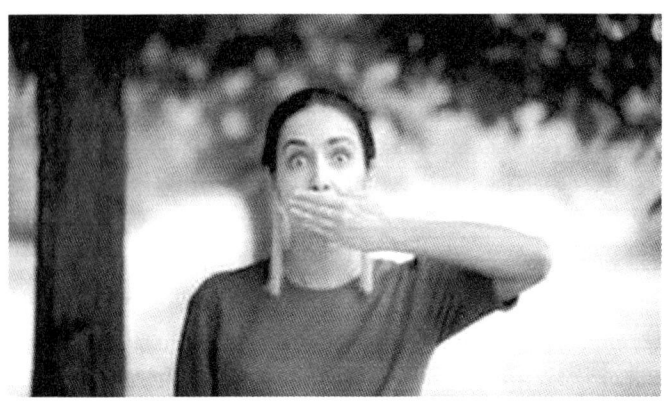

விக்கல் எப்படி ஏற்படுகிறது?

உடம்பில், உதரவிதானம் என்ற தசை நெஞ்சையும், வயிற்றையும் பிரிக்கும் தடுப்புச் சுவராக உள்ளது. இது, மூச்சை உள்ளே இழுக்கும் போது கீழேயும், மூச்சை விடும்போது மேலேயும் எழும்பும், இந்தத் தசையில் ஏதாவது ஒரு கோளாறால் உறுத்தல் ஏற்படும் சமயம் வயிற்றை இழுக்கும். அப்போது, தொண்டையினுள் காற்று இழுக்கப்பட்டு, அது குரல் நாண்களை மூடும்போது ஏற்படும் ஒலியே விக்கல் எனப்படுகிறது.

விக்கல் ஏற்படக் காரணம் என்ன?

விக்கல் ஏன் திடீர் என்று ஏற்படுகிறது? என்பது இன்று வரை அறிவியல் ரீதியாக அறியப்படவில்லை. இருப்பினும் விக்கலைத் தூண்டும் சில காரணங்கள் உண்டு.

1. வேகமாகச் சாப்பிடுவது, சூடாக உண்பது, போதிய அளவு தண்ணீர் குடிக்காமல் இருப்பது, மிகுந்த காரமான பொருட்கள்,

மசாலா பொருட்கள், ஆகியவை, உதரவிதானத்திற்கு உதவும் நரம்பு களைத் தூண்டி விக்கல் ஏற்படுத்தும்.

2. அளவுக்கதிகமான உணவு, நுரை வரும் மென்பானங்கள், பீர், அதிகமாகக் காற்றைக் குடிப்பது போன்றவை இரைப்பையை விரிவடையச் செய்து, உதரவிதானத்தை அழுத்துவதால் விக்கல் உண்டாகும்.

3. சூடான பொருட்களைக் குடித்தவுடன், குளிரான பொருட் களைக் குடித்தாலும் அல்லது சூடான நீரில் குளித்துவிட்டுக் குளிர்ந்த தண்ணீரில் உடன் குளித்தாலும் விக்கல் ஏற்படலாம். இதுதவிர, புகையிலை அதிகம் உபயோகிக்கும்போதும், அதிக மன உளைச்சல் காரணமாகவும் மற்றும் அதிர்ச்சி ஏற்படும் நேரங்களிலும் விக்கல் உண்டாகும்.

இவற்றைத் தவிர, சில மருத்துவக் காரணங்களினாலும் அதிக நேரம் இடைவிடாது தொடர்ந்து விக்கல் நீடிக்கும். இதற்கான மருத்துவக் காரணங்கள் 100-க்கு மேற்பட்டவையாகும்.

அவற்றில் முக்கியமானவை, உதரவிதானத்திற்குச் செல்லும் நரம்புப் பழுது. இவை, பொதுவாகக் கழுத்தில் தோன்றும் கட்டி களாலும் காதில் உள்ளே விழுந்த புறப்பொருட்களாலும் (எ.கா. முடி, குச்சி) ஆகும். இது போலவே, பொது நரம்பு மண்டலத்தில் ஏற்படும் தொற்று, கல்லீரல் கோளாறு, மூளைக்காய்ச்சல், நுரையீரல் நோய்த் தொற்று, கணைய அழற்சி, குடல் அடைப்பு மற்றும் கட்டிகளினாலும் விக்கல் உண்டாகலாம்.

இதுபோலவே, சிறுநீரகம் சரியாக வேலை செய்யாது பாதிக்கப் பட்ட நிலையில், இரத்தத்தில் யூரியா உப்பு அதிகமானாலும் அல்லது உடலில் போதுமான அளவு கரியமில வாயு இல்லாதபோதும் விக்கல் ஏற்படலாம்.

சில சமயங்களில், மயக்க மருந்து கொடுத்து அறுவைசிகிச்சை செய்த பின் விக்கல் ஏற்படுகிறது. வலி நிவாரணி மாத்திரைகள், ஸ்டீராய்டு மாத்திரைகளும் விக்கலை உண்டாக்கும்.

பொதுவாக, மது அருந்துபவர்களுக்கும் மற்றும் புகையிலை போடுகிறவர்களுக்கும், அவற்றை உபயோகிக்காதவர்களைக் காட்டிலும் சற்று கூடுதலாகவே விக்கல் உண்டாகிறது. மேலும், பெண்களைவிட ஆண்களுக்கு நீண்ட நேரம் நீடிக்கும் விக்கல் ஏற்படுகிறது.

விக்கல் 48 மணி நேரத்திற்குப் பிறகும் நீடித்தால், மருத்துவம் தேவை. இல்லையேல் வீட்டு மருத்துவம் பல நேரங்களில் உதவும்.

அவையாவன: (1) ஒரு டீஸ்பூன் ஜீனியை விழுங்குதல் (2) ஒரு பாலித்தீன் பையினுள் பெருமூச்சை விட்டு விட்டு இழுத்தல் (3) ஜில் என்று ஒரு குவளைத் தண்ணீர் குடித்தல் (4) பத்து எண்ணும் வரை மூச்சடக்குதல் ஆகும்.

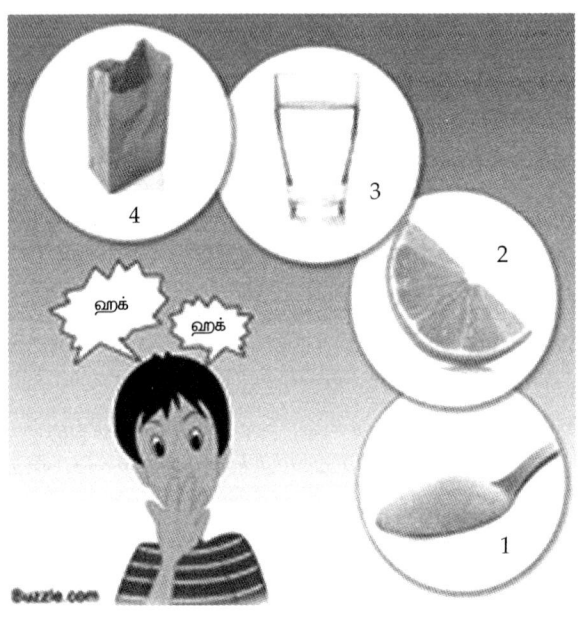

1) சீனியை உண்ணுவது
2) எலுமிச்சை சாறு குடிப்பது
3) தண்ணீர் குடிப்பது
4) காகிதப்பையில் ஊதுவது
} வீட்டு மருத்துவம்

இவற்றில் விக்கல் நிற்காமல் 48 மணி நேரத்திற்குப் பிறகும் தொடர்ந்தால், மருத்துவர் உதவியுடன் சிறுநீரகம், தொற்று மற்றும் கட்டிகளை அறிய இரத்தப் பரிசோதனைகளுடன் மார்பு எக்ஸ்ரே, இசிஜி மற்றும் காது பரிசோதனையும் அவசியம்.

ஒரு செய்தி. அமெரிக்காவில், சார்லஸ் சூஸ்பார்ன் என்பவர் 68 ஆண்டுகளுக்குத் தொடர்ந்து விக்கல் எடுத்து கின்னஸ் சாதனை செய்திருக்கிறார் -

5. குமட்டல்

குமட்டல் என்பது மேல் வயிறு மற்றும் தலையில் ஓர் அசௌகரியம் மற்றும் சுகவீனம் ஆகியவற்றுடன் வாந்தி எடுக்கும் ஓர் உணர்வை அளிப்பதாகும்.

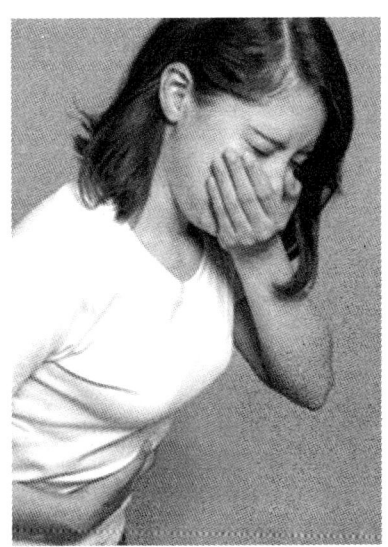

காரணங்கள்

குமட்டல் என்பது ஒரு நோயல்ல. ஆனால், பல நிலைகளுக்கு ஓர் அறிகுறியாகும். இவற்றில் பல, வயிற்றுக்குத் தொடர்பில்லாதவை யாகவும் இருக்கலாம்.

குமட்டல் எப்படி உண்டாகிறது?

பல முறை உடலில் வேறு ஏதோ ஒரு பகுதியில் உள்ளார்ந்து இருக்கும் நிலையைச் சுட்டிக் காட்டுவதாக அமைகிறது. நடுநிலை உணர்வானது செவியில் உள்ளது; இது கண்பார்வையுடன் இணைந்து இயங்குகிறது. இந்த இரண்டும் உடல் எந்த அளவுக்கு அசைகிறது என்பதைப் பற்றி ஒத்துப் போகாதபோது, இந்த நிலையில் வயிற்றிற்கு எந்த விதமான தொடர்பும் இல்லை என்றாலும், இதற்கான அறிகுறி குமட்டலாக வெளிப்படுகிறது.

மருத்துவத்தில், வேதியியல் சிகிச்சை விதிமுறைகளின்போதும் மயக்க மருந்துக்குப் பின்னரும் குமட்டல் ஒரு பிரச்சனையாகக்கூடும். கர்ப்பக் காலத்தில் மசக்கை என அறியப்படும் ஒரு நிலைக்கும் லேசான குமட்டல் உணர்வு சாதாரணமானதுதான்.

குமட்டலின் காரணங்கள் கீழ்க்காண்பவற்றை உள்ளடக்கும். ஆனால் இவை மட்டுமே ஆகாது:

- பதற்றம்
- குடல் வால் அழற்சி, மது அருந்துதல்
- மூளைக் கட்டி
- புற்று நோய்
- அம்மை நோய்

வாந்தி – காரணங்கள்

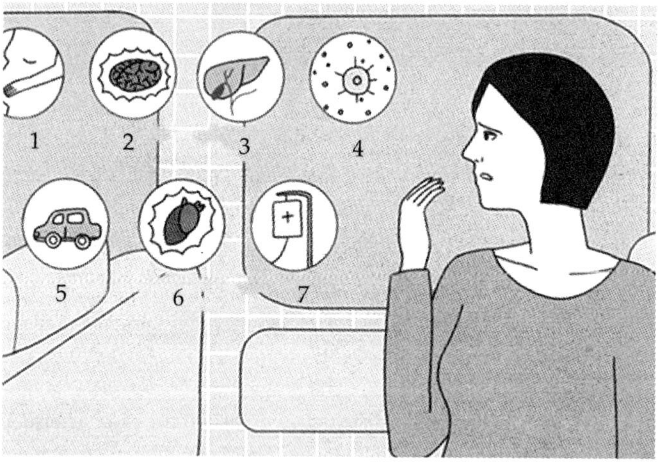

1) கர்ப்பம்
2) மூளைக்காயம்
3) பித்தப்பை நோய்கள்
4) தொற்று
5) பயணம்
6) மாரடைப்பு
7) வேதியல் மருத்துவம்

- நாள்பட்ட சோர்வு நோய்க்குறித் தொகுப்பு
- உட்காயக் கலக்கம்
- மனச் சோர்வு

- நீரிழிவு நோய்
- தீவிர ஹெச்ஐவி தொற்று
- மருந்துகள், (எகா.) மெட்ரோனிடசோல்
- உடற்பயிற்சி
- சளிக்காய்ச்சல் (குழந்தைகளுக்கு) ஏற்படும்பொழுது
- நஞ்சான உணவு
- இரைப்பைக் குடல் அழற்சி
- இரைப்பை அமில எதிர்க்களிப்பு
- மாரடைப்பு
- இரத்தத்தில் அதிக அளவு பொட்டாஷியம்
- சிறுநீரகச் செயலிழப்பு (CKD)
- சிறுநீரகக் கற்கள்
- மெனியரிஸ் நோய் (தலை சுற்றல்)
- மூளை உறை அழற்சி
- மாதவிடாய்
- ஒற்றைத் தலைவலி
- மசக்கை
- போதைப் பொருட்கள்
- நரம்புத் தளர்ச்சி
- கணைய அழற்சி
- வயிற்றுப்புண்
- நுரையீரல் அழற்சி
- கருத்தரிப்பு
- உறக்கம் குன்றுதல்
- மன அழுத்தம்
- தலைச் சுற்றல்
- செவி முன்றில் சமநிலைக் கோளாறு
- வைரஸ் ஹெபடைட்டிஸ்

சிகிச்சை

குறைந்த கால அளவிலான குமட்டல் மற்றும் வாந்தி தீங்கற்றவை யாக இருப்பினும், சில சமயங்களில் தீவிரமான நோயைச் சுட்டிக்

காட்டுவதாக இருக்கலாம். தொடர்ந்த வாந்தியின் விளைவான நீரிழப்பு மற்றும் / அல்லது உடல் உப்பு குறைபாட்டிற்கான நிலைகளுக்குக் கொண்டுசெல்லலாம்.

மேலும், குமட்டல் எப்போதுமே பசியின்மையுடன் தொடர்புடையதாகவே உள்ளது. நோயாளிக்கு நீரிழப்பு ஏற்பட்டுவிட்டால், வாய்வழி அல்லது நரம்புவழி உப்புக் கரைசல்கள் அளிக்கப்படும்.

இஞ்சி மற்றும் மிளகுக்கீரை போன்ற காரச்சுவைப் பொருட்கள் குமட்டலுக்கான பாரம்பரிய குணத் தீர்வாக நூற்றுக்கணக்கான ஆண்டுகளாகப் பயன்படுத்தப்பட்டுவருகிறது.

குமட்டல் காரணங்கள் அனைத்திற்கும் வாந்தி வருவதற்கான வாய்ப்புகள் உண்டு. ஏனெனில் குமட்டல், வாந்தியின் முன் அறிவிப்பாகும்.

6. வாந்தி வருவது ஏன்?

வாந்தி என்பது ஒரு தனிப்பட்ட நோயல்ல; நோய் வருவதற்கான ஓர் அபாய அறிவிப்பு. குறிப்பாக, வயிறு சரியில்லை என்பதை நமக்குத் தெரிவிக்கும் எச்சரிக்கை மணியாக இதை எடுத்துக்கொள்ளலாம். நம் வயிற்றுக்குள் மோசமான பாக்டீரியாவோ, ரசாயனமோ புகுந்துவிட்டது என வைத்துக்கொள்வோம். அவை, மூளையின் கட்டளையால் 'அதனை வெளியேற்று' என்று உடனே அது 'வாந்தி எடு', 'வாந்தி எடு'

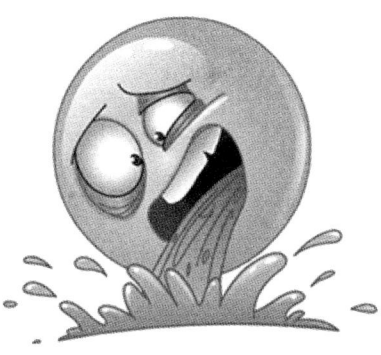

என்று வயிற்றை அவசரப்படுத்தும். இதுவே வாந்தி. வாந்தி வருவதற்கு முன்னால் வாயில் எச்சில் ஊறுவது, வயிற்றைப் புரட்டுவது, புளித்த ஏப்பம் போன்ற முன்னறிவிப்புகளை வயிறு நமக்குத் தெரிவிக்கும்.

வாந்தி நல்லதா, கெட்டதா?

ஒரு நாளில் நான்கு அல்லது ஐந்து முறை தொடர்ச்சியாக வாந்தி எடுத்தால், உடலில் இருக்கும் தண்ணீர்ச் சத்து குறைந்து, உடல் உலர்ந்து, இரத்த அழுத்தமும் குறைந்துவிடும். இதனால் தலைசுற்றல், மயக்கம் வரும். குறிப்பாக, குழந்தைகள் சில முறை வாந்தி எடுத்தாலே சோர்வடைந்துவிடுவார்கள்.

முக்கிய காரணங்கள்

கெட்டுப்போன உணவைச் சாப்பிடுவது, ஒத்துக்கொள்ளாத உணவைச் சாப்பிடுவது, அளவுக்கு அதிகமாகச் சாப்பிடுவது, இரைப்பைப் புண், இரைப்பையில் துளை விழுவது, முன் சிறுகுடல் அடைப்பு, உணவுக்குழாய்ப் புற்றுநோய், இரைப்பைப் புற்று, வயிற்றுப்போக்கு,

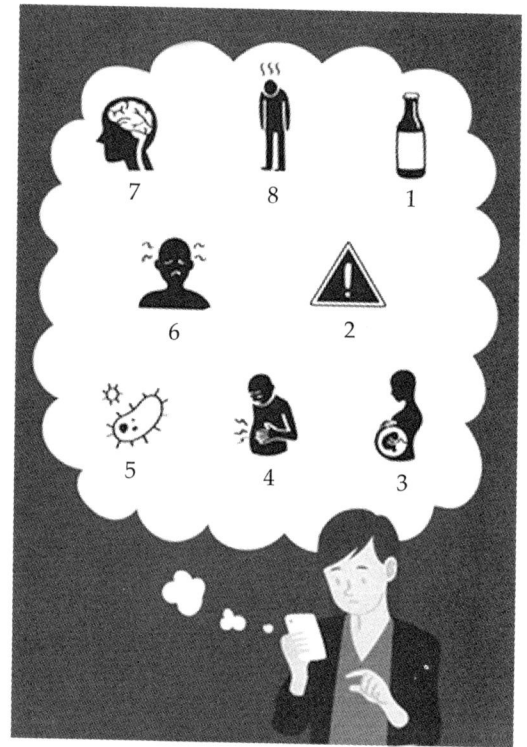

வாந்தி, குமட்டலுக்கான காரணங்கள்

1) மிகையான மது
2) கார்பன் மோனாக்சைட் நச்சு
3) கர்ப்பம்
4) உணவு நச்சு
5) தொற்று
6) தலைசுற்றல்
7) மூளைக்காயம்
8) திடீர் காய்ச்சல், உடலில் நீர் வற்றுதல்,

காலரா, சீதபேதி, குடல்புழு, குடல்வால் அழற்சி, மஞ்சள் காமாலை, கணைய அழற்சி, பித்தப்பை பிரச்சனைகள், சிறுகுடல் அடைப்பு, சிறுகுடல் துளை, சிறுநீர்ப் பாதை அழற்சி, சிறுநீரகக் கல், வலி நிவாரணி மாத்திரைகள், புற்றுநோய் மருந்துகள் போன்றவை வாந்தியை ஏற்படுத்தும்.

காதும் ஒரு காரணம்தான்!

காதடைப்பு, காது இரைச்சல், காதில் சீழ் போன்ற காதுப் பிரச்சனைகளாலும் வாந்தி வரும். இதனால்தான் பேருந்தில் பயணிக்கும் போது, கடல் பயணம்/ விமானப் பயணங்களின்போதும் வாந்தி வருகிறது.

கர்ப்பிணிகளுக்கு முதல் மூன்று மாதங்களில் சில ஹார்மோன் களின் அளவு திடீர் திடீரென்று ஏறி இறங்குவதால், மசக்கை வாந்தி வருகிறது. முதல் நாள் இரவில் நிறைய மது குடித்தவர்களுக்கு, மறுநாள் எழுந்திருக்கும்போது வாந்தி வருவதுண்டு. சிலருக்கு மாரடைப்பு ஏற்படும்போது, ஆரம்ப கட்டத்தில் வாந்தி வருகிறது. தவிர, மூளைக் காய்ச்சல் போன்ற கடுமையான காய்ச்சல் ஏற்பட்டால் வாந்தி வரும். ஒற்றைத் தலைவலி, தலையில் அடிபடுதல், மூளையில் கட்டி, மூளை நீர் அழுத்தம் போன்றவற்றாலும் வாந்தி ஏற்படும். பூச்சிக் கடி, பாம்புக் கடி போன்ற விஷக் கடிகளின்போதும் வாந்தி வரும். ஊசி மருந்து, மாத்திரையினால் அலர்ஜி ஆனாலும் வாந்தி வருவது நிச்சயம்.

சிலருக்குக் கவலை, கலக்கம், பயம், பதற்றம், பரபரப்பு, மன அழுத்தம் போன்ற காரணங்களால் வாந்தி உண்டாவது வழக்கம். இந்த வாந்தி, பெரும்பாலும் காலையில் எழுந்தவுடன் அல்லது காலை உணவு சாப்பிட்ட பின்பு ஏற்படும். பகல் நேரப் பணிகளில் பிரச்சனை களை எதிர்கொள்ளப் பயப்படுபவர்களுக்கு இம்மாதிரி வாந்தி வரும். உதாரணமாக, பள்ளிக்குச் செல்லப் பயப்படும் குழந்தைகள், காலையில் சாப்பிட்டதும் வாந்தி எடுப்பது இவ்வகையைச் சேர்ந்தது.

பார்வை, நுகர்தல், தொடுதல் போன்றவையும் வாந்தியை வரவழைக்கும். துர்நாற்றம் வீசும் இடங்களைக் கடக்கும்போது உண்டாகும் வாந்தி, பல் தேய்க்கும்போது பல்துலக்கித் தொண்டையைத் தொட்டுவிட்டால் வாந்தி வருவது போன்றவை இதற்குச் சில உதாரணங்கள்.

வாந்தியை நிறுத்துவதற்குப் பல மருந்துகள் உள்ளன. என்றாலும், வாந்திக்கு என்ன காரணம்? என்று தெரிந்து, அதற்குரிய சிகிச்சையைப் பெற்றால்தான் வாந்தி சரியாகும். அதற்கு, மருத்துவர் உதவியை நாடுவதே நல்லது.

வாந்தியைத் தடுக்க வழி!

- உடலுக்கு ஒத்துக்கொள்ளாத உணவையும் கெட்டுப்போன உணவையும் சாப்பிடாதீர்கள்.

- அவசர அவசரமாகச் சாப்பிடாதீர்கள். அளவுக்கு அதிகமாகவும் சாப்பிடாதீர்கள்.

- கொழுப்பும் எண்ணெயும் மிகுந்த நொறுக்குத் தீனிகளைக் குறைத்துக்கொள்ளுங்கள்.

- வாந்தி எடுத்ததால் உடலில் நீர்ச்சத்து இழப்பதைத் தடுக்க, 'ஓ.ஆர்.எஸ்' எனப்படும் உப்பு சர்க்கரைக் கரைசலைக் கொஞ்சம்

கொஞ்சமாகக் குடிக்கலாம். அல்லது காய்ச்சி ஆறவைத்த ஒரு லிட்டர் தண்ணீரில் 20 கிராம் சர்க்கரையையும் 5 கிராம் உப்பையும் கலந்து, ஒவ்வொரு டீஸ்பூனாகக் குடிக்கலாம்.

- பயண வாந்திக் கோளாறு உள்ளவர்கள் பேருந்துப் பயணம் செய்வதற்கு அரைமணி நேரம் முன்பு 'அவோமின்' அல்லது 'ஸ்டமெடில்' வாந்தியைத் தடுக்கும் மாத்திரையை டாக்டரின் ஆலோசனைப்படி பயன்படுத்தலாம்.

- வாயில் ஏற்படும் புண்கள் ஆறாமல் பத்து நாட்களுக்கு மேல் இருந்தாலும்

- வாயில் இருந்து இரத்தக்கசிவு ஏற்பட்டாலும்

- வெள்ளை அல்லது சிவப்பு நிற புள்ளிகள் வாயின் உட்புறத்தில் காணப்பட்டாலும்

- நாக்கின் அடியில் சிறுகட்டிகளும், வாயின் மேற்புறத்தில் சிறு புண்களும். வீக்கமான கன்னங்களும், ஈறு வீக்கங்களும் இருப்பின் கவனம் தேவை. நீண்ட நாட்கள் தொடர்ந்து வாயில் புண் ஏற்படுவது, வாய்ப் புற்றுநோய்க்கான அறிகுறியாகக் கூறப்படுகிறது.

7. வயிற்றுப்போக்கு ஏற்படுவது ஏன்? தடுக்கும் வழிமுறைகள்!

நம்மில் பெரும்பாலானோருக்கு வயிற்றுப்போக்கு ஏற்பட்டிருக்கும். சிலருக்கு ஏற்படாமல் போயிருக்கலாம். ஆனால், வயிற்றுப்போக்கு ஏற்பட்டால் இனி அதை அலட்சியம் செய்யக் கூடாது. உயிரையே பறித்துவிடும் அளவுக்கு மோசமானது இது. வயிற்றுப்போக்கால், ஒரு நாளைக்கு 1,600 வீதம், வருடத்துக்கு 6 லட்சம் குழந்தைகள் உலகம் முழுக்க மரணமடைகிறார்கள்.

"அதிக நீரோடு மலம் வெளியேறுவதையும், ஒரு நாளில் மூன்று முறைக்கு மேலே மலம் கழித்தலையும் வயிற்றுப்போக்கு (Diarrhoea) என்கிறோம். வயிற்றுப்போக்கு ஏற்படும்போது மலத்தில் இரத்தம்

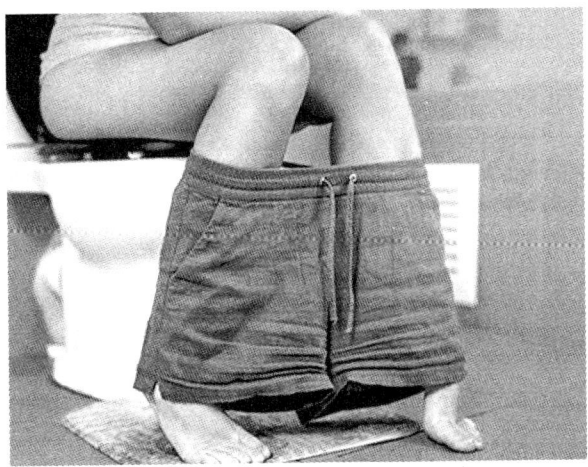

கலந்திருந்தால், அதற்குப் பெயர் வயிற்றுக்கடுப்பு (Dysentery). வயிற்றுப்போக்கு ஏற்படுபவர்களில் 10-15 சதவிகிதம் நபர்களுக்கு இரண்டு வாரங்களுக்குமேல் தொடர்ந்து இருக்கும். இதற்கு, நாட்பட்ட வயிற்றுப்போக்கு எனப் பெயர்.

யாருக்கெல்லாம் வரும்?

* சுற்றுப்புற சுகாதாரம் இல்லாத இடங்களில் வசிப்பவர்கள். (ஈ, எறும்பு மொய்த்த பண்டம் - உண்பவர்கள்)

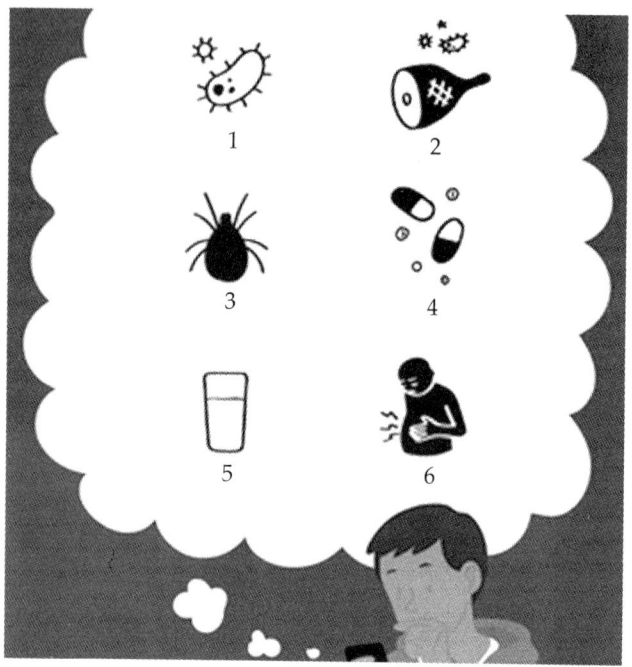

வயிற்றுப் போக்கு - காரணம்

1) பாக்டீரியா, வைரஸ்
2) நச்சு உணவு
3) தொற்றுண்ணி
4) மருந்து
5) பால் ஒவ்வாமை
6) காரணமறியா வயிற்றுக் கோளாறு (IBS)

* சுத்தமில்லாத நீரைக் குடிப்பவர்கள்.
* ஊட்டச்சத்துக் குறைபாட்டால் பாதிக்கப்பட்டவர்கள்.
* நோய் எதிர்ப்பு சக்தி குறைவாக இருப்பவர்கள். (குறிப்பாக IgA Immunoglobulin A).
* தாய்ப்பால் சரியாகப் பெறாத குழந்தைகள்.

நாட்பட்ட வயிற்றுப்போக்கு, (எகா), காசநோய், எயிட்ஸ், குடல் அழற்சி நோய்கள்.

வாழ்நாளில் ஒரு முறையாவது வயிற்றுப்போக்கு தொந்தரவால் நாம் அவதிப்படுவோம். கடுமையாக இதிலிருந்து உடனே வெளியே வர வேண்டுமென அனைவரும் நினைத்தாலும், துரதிருஷ்டவசமாக, ஒரே மாத்திரையில் இது குணமாவதில்லை. ஏனெனில், வயிற்றுப்போக்கு

ஏற்படுவதற்கு ஒரே காரணம் இருப்பதில்லை. எனவே, ஒரே சிகிச்சையில் குணப்படுத்திவிட முடியாது. உணவு ஒவ்வாமை, உணவு விஷமாதல், பாக்டீரியா அல்லது வைரஸ் தொற்று, வயிற்றில் ஒட்டுண்ணிகள் பரவுதல் ஆகியவை காரணமாக அமைகின்றன. உணவு விஷமாவது, அதிகளவில் ஏற்படும் பாதிப்பு. விஷமாகிப்போன உணவைச் சாப்பிட்ட இரண்டு முதல் 34 மணி நேரத்திற்குள், கடுமையான பாதிப்பு துவங்கிவிடும். பொதுவாக, அந்த உணவு சாப்பிட்ட குடும்பத்திலுள்ள அனைவருக்கும், வயிற்றுப்போக்கு ஏற்படும். 48 மணி நேரத்தில் தானாகவே சரியாகிவிடும். கடல் உணவு, செயற்கை நிறமி ஏற்றப்பட்ட உணவு வகைகளால், ஒவ்வாமை ஏற்படலாம். குழந்தைகளில் சிலருக்குப் பால் சாப்பிடுவது ஒவ்வாமையாகிவிடும். அந்த உணவைத் தவிர்த்து விட்டால், வயிற்றுப்போக்கு நின்றுவிடும். வைரஸ் தொற்றால் ஏற்படும் வயிற்றுப்போக்கின் போது, நீராகவே வெளியேறும். லேசான காய்ச்சல் ஏற்படலாம். உடலில் நீர்ச்சத்தை அதிகரித்தால், தானாகவே சரியாகிவிடும்.

'ஜியார்டியாசிஸ்' என்ற வகை வயிற்றுப்போக்கின்போது, வயிறு உப்புசம் ஆகிவிடும். வயிற்று வலி, பிரட்டல், வாயு பிரிதல், தண்ணீராக மலம் வெளியேறுதல், அதிக நாற்றம் எடுத்தல் ஆகியவை ஏற்படும். 'அமீபியாசிஸ்' என்ற வகை வயிற்றுப்போக்கு, வெகு தாமதமாகவே பாதிப்பை உண்டாக்கும். அடி வயிற்றில் வலியுடன், மலத்தில், ரத்தமும் சளியும் கலந்து வரும். இரண்டு வகை நோய்க்கும், சிகிச்சை அளிக்காவிட்டால், பல வாரங்கள் தொடரும். பேதி ஏற்பட்டால், முதல் 48 மணி நேரத்திற்குத் தண்ணீர், எலக்ட்ரோலைட் போன்றவை உட்கொண்டபடி இருக்க வேண்டும். வயிற்றிலிருந்து எவ்வளவு நீர் வெளியேறுகிறதோ? அதை ஈடு செய்யும் வகையில் தண்ணீர் பருக வேண்டும். சிறுநீர் செல்வதும் தடைபடக் கூடாது; அதன் நிறத்தையும் கண்காணிக்க வேண்டும்.

என்னென்ன பிரச்சனைகள்?

வயிற்றுப்போக்கால் இரு முக்கியப் பிரச்சனைகள் ஏற்படும். ஒன்று நீர்ச்சத்துக் குறைபாடு, மற்றொன்று ஊட்டச்சத்துகளை இழப்பது. சாப்பிட்ட உணவு செரிக்காமல் போவதால், உடலுக்குத் தேவையான ஊட்டச்சத்துகள் கிடைக்காது. இதை ஈடுகட்ட, ஏற்கெனவே உடலிலிருக்கும் சத்துகள் அனைத்தும் பயன்படுத்தப்படும். இதனால் உடலிலுள்ள சத்துகள் தீர்ந்துபோய், ஊட்டச்சத்துக் குறைபாடு ஏற்படும். வயிற்றுப்போக்கால் ஏற்படும் மிகப் பெரிய பிரச்சனை உடல் வறட்சி எனப்படும் நீர்ச்சத்துக் குறைபாடு. நம் உடல் 60 சதவிகிதம் நீரால் நிறைந்திருக்கிறது. தொடர்ந்து வயிற்றுப்போக்கு

ஏற்பட்டால், உடலிலுள்ள நீர் முழுமையாக மலத்தின்வழியே வெளியேறிவிடும். நீருடன் சேர்ந்து சோடியம், பொட்டாசியம், குளோரைடு போன்ற அத்தியாவசியமான நுண்சத்துகளும் (Electrolytes) வெளியேற்றப்படும். இதன் காரணமாக, உடலில் அமில-கார சமன்பாடு பாதிக்கப்பட்டு, இறப்புகூட நேரிடலாம்.

* நீர்ச்சத்துக் குறைபாடு இல்லாதவர்கள் சுறுசுறுப்பாக இருப்பார்கள். கண்ணீரின் அளவு இயல்பாக இருக்கும். வாய் மற்றும் நாக்கு ஆகியவற்றில் சுரக்கும் எச்சில் இயல்பாகவே காணப்படும். போதுமான அளவுக்கே தண்ணீர் குடிப்பார்கள். தாகம் இருக்காது. சிறுநீர் கழிப்பதும் இயல்பாக இருக்கும்.

* லேசான நீர்ச்சத்துக் குறைபாடு உள்ளவர்கள் எரிச்சலுடன் காணப்படுவார்கள். கண்ணீர் சுரப்பது குறைவாக இருக்கும். வாய் மற்றும் நாக்கு கொஞ்சம் உலர்வாக காணப்படும். தாகம் அதிகரிக்கும் என்பதால், அளவுக்கதிகமாகத் தண்ணீர் குடிப்பார்கள். சிறுநீர் கழிப்பது குறைந்துவிடும்.

* தீவிரமான நீர்ச்சத்துக் குறைபாடு உள்ளவர்கள் தூங்கி வழிவார்கள் அல்லது மயக்கத்துடனே காணப்படுவார்கள். அவர்களது கண்ணீர் காய்ந்திருக்கும். வாய் மற்றும் நாக்கு அதிகமாக உலர்ந்து போய்விடும். தண்ணீரைக்கூடக் குடிக்க முடியாமல் சிரமப்படுவார்கள். சிறுநீர் கழிப்பது என்பது மிக மிகக் குறைவாக இருக்கும்.

மருத்துவம்

டீ, இளநீர், எலுமிச்சம் பழச்சாறு, மோர் ஆகியவை பருகலாம். “ஓரல் ரீ ஹைட் ரேஷன் சொல்யூஷனை’ (ஓ.ஆர்.எஸ்.,) வீட்டிலேயே தயாரிக்கலாம். ஒரு டீஸ்பூன் சால்ட், எட்டு டீஸ்பூன் சர்க்கரை, கொதிக்க வைத்த குடிநீர் 1,000 மி.லி., ஆகியவை கலந்து குடிக்க வேண்டும். மருந்துக் கடைகளிலும், பாக்கெட் வடிவில் ஓ.ஆர்.எஸ்., கிடைக்கும். பாட்டிலில் கிடைப்பவை சற்று விலை அதிகமாக இருக்கும். பாக்கெட்டை வாங்கும்போது, அதில் குறிப்பிட்டுள்ளபடி, நன்கு கொதிக்கவைத்த தண்ணீரை, சரியான அளவு கலக்க வேண்டும். இந்தத் தண்ணீர் குடிப்பது, வயிற்றுப்போக்கைக் கட்டுப்படுத்தாது. உடலில் நீர்ச்சத்து குறையாமல் மட்டுமே பாதுகாக்கும். ஓ.ஆர்.எஸ்.,க்கு பதிலாக, அரிசியும், பருப்பும் சம அளவில் கலந்து, பிரெஷர் குக்கரில் வேக வைத்து, நன்கு மசித்து, உப்பு கலந்து, மீண்டும் கஞ்சி போல குழைத்து வேகவைத்துச் சாப்பிடலாம். கஞ்சிப் பதத்தில்தான் சாப்பிட வேண்டும்.

பதப்படுத்தப்பட்ட உணவுகள், ரெடிமேட் பழச்சாறுகள், காற்றூட்டப்பட்ட குளிர்பானங்களைக் குடிப்பதைத் தவிர்க்க வேண்டும்.

வயிற்றுப்போக்கைக் கட்டுப்படுத்த, 'லோமோடில்' அல்லது 'லோமோபென்' மாத்திரைகளை வாங்கி சாப்பிடும் பழக்கம் உள்ளது. அவை குழந்தைகளுக்கும் முதியவர்களுக்கும் நல்லதல்ல. வயிறு உப்புசம் ஏற்படும். சிலர், 'என்ட்ரோக்வினால்' அடங்கிய மருந்துகள் வாங்கி சாப்பிடுகின்றனர். இவை, தடைகள் செய்யப்பட்ட மருந்துகள்.

ஆலோசனை இன்றி, மருந்துகள் சாப்பிடுவதைத் தவிர்க்க வேண்டும். வயிற்றுப்போக்கைத் தவிர்க்க, சில முன்னெச்சரிக்கை நடவடிக்கைகள் மேற்கொண்டால் போதும் அவை:

* வெளி இடங்களில் விற்கப்படும், ஈக்கள் மொய்த்த தின்பண்டங்கள், கையுறை அணியாமல் எடுத்துக் கொடுக்கப்படும் உணவுப் பொருட்களைச் சாப்பிடக் கூடாது.

* பழச்சாறு குடிக்கும்போது, சாறு தயாரிக்கப் பயன்படும் ஜூசர் கருவி சுத்தமானதாக உள்ளதா? என்பதைச் சரிபார்க்க வேண்டும். அதில் போடப்படும் ஐஸ் துண்டு, சுத்தமான தண்ணீரில் தயாரிக்கப் பட்டதா? என்பதையும் உறுதி செய்ய வேண்டும்.

* வேகவைக்காத உணவைச் சாப்பிடக் கூடாது.

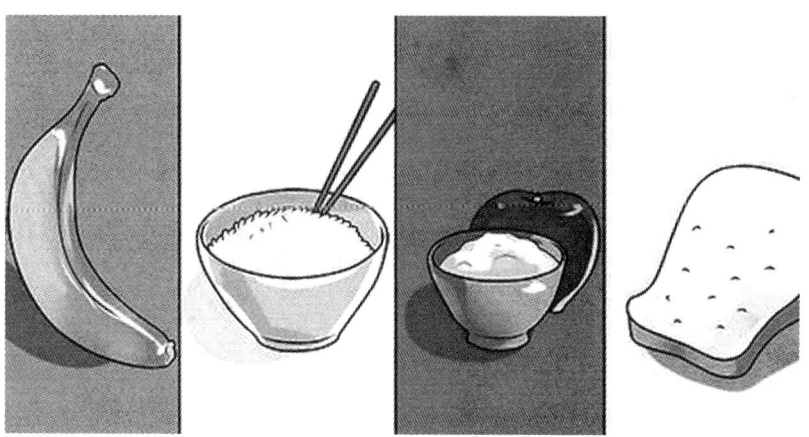

வயிற்றுப்போக்கு மருத்துவம்

1) கனியாத வாழைப்பழம்
2) அரிசி, அரரூட் கஞ்சி
3) ஆப்பிள் (நடுவில் இருக்கும் பகுதி)
4) பிரட்

* சுத்தமில்லாத பாத்திரத்தில் சமைத்த உணவுகள், சாப்பிடும் தட்டு, தண்ணீர் குடிக்கப் பயன்படும் தம்ளர் ஆகியவை சரியாகச் சுத்தப்படுத்தப்படுகிறதா? என்பதையும், வெளியில் சாப்பிடும் பழக்கம்

உள்ளவர்கள் கவனத்தில் கொள்ள வேண்டும். மிகச் சூடாக இருக்கும் உணவு வகைகளை மட்டுமே சாப்பிட வேண்டும்.

* வெளியில் செல்லும்போது, மினரல் வாட்டரோ, சூடாக உள்ள டீயோ, காபியோ தான் குடிக்க வேண்டும். கிடைக்காத பட்சத்தில், ஒரு நிமிடம் வரை நன்கு கொதித்த தண்ணீரைக் குடிக்கலாம்.

* காலரா பாதித்த பகுதிகளுக்குச் சென்றால், பல் துலக்கப் பயன்படுத்தப்படும் தண்ணீரால் கூட, அந்தச் தொற்று ஏற்பட்டு விடலாம். எனவே, பல் துலக்க, குளிக்கக்கூட, நல்ல தண்ணீரைப் பயன்படுத்துவது நல்லது.

8. மலச்சிக்கல்

காலையில் மலச்சிக்கலும் இரவில் மனச்சிக்கலும் வேண்டாம்

மலச்சிக்கல், பல்வேறு காரணங்களைக் கொண்ட அறிகுறியாகும். இக்காரணங்கள் இரு வகைப்படும்: தடுக்கப்பட்ட மலங்கழித்தல் மற்றும் பெருங்குடல் மெதுவாக மலம் கடத்துவது, தடுக்கப்பட்ட

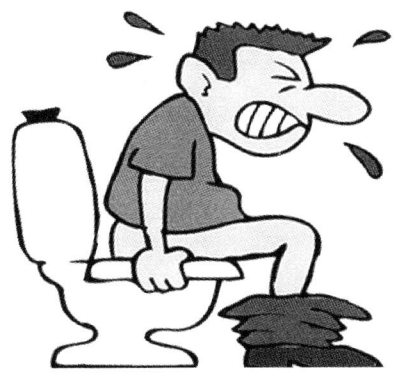

மலங்கழித்தல் வகையான மலச்சிக்கல் இயக்க முறையைச் சார்ந்தது. இவ்வகைப் பெருங்குடல் குறையசைவு மலச்சிக்கலுக்கான காரணங்களாக உணவு வகை, மருந்துகளின் பக்கவிளைவுகள், அடர் உலோக நச்சுத்தன்மை ஆகியவற்றைக் கூறலாம்.

மலச்சிக்கலுக்கான காரணங்கள்

- தினமும், மலம் கழிக்கும் முறை சரியாக அமையாவிட்டால், அது நாளடைவில் மலச்சிக்கலுக்குப் பாதை அமைக்கும். குறிப்பாக, மலம் வருகின்ற உணர்வு உண்டாகும்போது, கழிப்பறை அருகில் இல்லாதது, முக்கிய வேலையில் ஈடுபட்டிருப்பது, பயணத்தில் இருப்பது போன்ற காரணங்களால் மலம் கழிப்பதைத் தவிர்த்தால் காலப்போக்கில் பெருங்குடலில் உள்ள உணர்வு நரம்புகள் செயலிழந்து, மலத்தை வெளியேற்ற வேண்டும் என்கிற உணர்வைத் தெரிவிக்காது. இதன் காரணமாக மலச்சிக்கல் ஏற்படும்.

- முதுமை, நார்ப்பொருள் இல்லா உணவு பொதுவாகவே வயது ஆக ஆக மலம் போவது குறையும். முதுமையில் உணவுமுறை

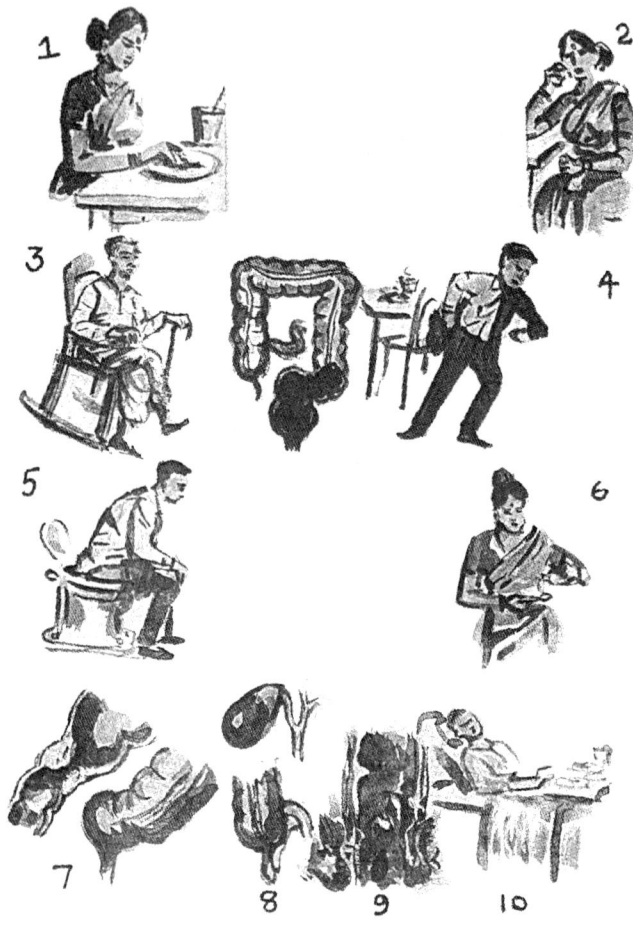

மலச்சிக்கல் ஏற்படச் சில காரணங்கள்

1) உணவில் ஒழுங்கீனம்
2) மனக்கவலை
3) சரீர உழைப்பில்லாத வாழ்க்கை
4) அவசர வாழ்க்கை
5) பழக்கமில்லா இடம், சுற்றுப்புறம், நேரம், வெளியூர்ப் பயணம்
6) மருந்துகள்
7) குடல் நோய்கள்
8) பித்தப்பை, குடல்வால் போன்ற உறுப்பு அழற்சிகள்
9) ஆசனவாய் நோய்கள், மூலம் ஆசன வாய்ப்பிளவு போன்றவை
10) காய்ச்சல் போன்ற உடல் நோய்கள்

மாறுவது, உடற்பயிற்சி குறைவது, தேவையான அளவுக்குத் தண்ணீர் குடிக்காததும் மலச்சிக்கலுக்கு வழிவிடும்.

உணவு

- (குறைந்தளவு காய்கறி, கீரை, பழம், பயறு சாப்பிடுவது) மூட்டுவலி, இடுப்புவலி உள்ள முதியவர்கள், அடிக்கடி மலம் கழிப்பதைத் தவிர்ப்பதால் அவர்களுக்கு மலச்சிக்கல் வருகிறது.

- வேறு உடல் பிரச்சனைகளுக்காக நாம் சாப்பிடும் மருந்து களும் (எகா. இரும்பு, கால்சியம்) மலச்சிக்கலுக்குக் காரணமாகலாம். மலச்சிக்கலைப் போக்குவதற்காகப் பேதி மாத்திரைகளைச் சாப்பிடு கிறோம். ஆனால், அந்தப் பேதி மாத்திரைகளை அடிக்கடி சாப்பிட்டாலும் நாளடைவில் மலச்சிக்கல் உண்டாகும்.

- காய்ச்சல், வாந்தி, பசிக்குறைவு, அதிகமான அழுத்தம் போன்ற பொதுவான பிரச்சனைகள் ஏற்படும்போதும், வெயிலில் அதிகம் அலையும்போதும் உடலில் நீர்ச்சத்து குறைந்துவிடும். அப்போது மலச்சிக்கல் ஏற்படும்.

நோய்கள்

மூல நோய், ஆசனவாய் வெடிப்பு, ஆசனவாய் சுருங்குதல், குடல் அடைப்பு, குடலில் கட்டி, பெருங்குடல் புற்றுநோய், 'டைவர்ட்டி குலைட்டிஸ்' எனும் பெருங்குடல் பக்கப்பை நோய், நீரிழிவு நோய், தைராய்டு குறைவாகச் சுரப்பது, பேராதைராய்டு அதிகமாகச் சுரப்பது, குடலிறக்கம், பித்தப்பைக் கற்கள், பார்க்கின்சன் நோய், மூளைத்தண்டுவட நோய்கள், மன அழுத்தம், தூக்கமின்மை ஆகிய பாதிப்புகள் இருக்கும் போது மலச்சிக்கல் ஒரு முக்கியமான அறிகுறியாக வெளிப்படும்.

உடற்பயிற்சி இன்மை

- வயதுக்குத் தேவையான உடல் உழைப்பு, உடற்பயிற்சி இல்லாதது, முதுமையின் காரணமாகவோ அல்லது நோயின் காரணமாகவோ படுக்கையில் நீண்டகாலம் படுத்தே இருப்பது போன்றவையும் மலச்சிக்கலை வரவேற்பதுண்டு. எப்போது கவனிக்க வேண்டும்? மலச்சிக்கலை ஆரம்பத்திலேயே கவனிக்காமல் விட்டால், ஆசனவாயில் விரிசல் ஏற்பட்டுப் பொறுக்கமுடியாத வலியுடன் கூடிய ரத்தக்கசிவு உண்டாகும். மேலும் மலம் வரும்போது கழிக்காமல் அடக்கி வைத்துக்கொள்வது, பெருங்குடல் மிக மெதுவாக வேலை செய்தலால் மலம் இறுகிப்போவது போன்ற காரணங்களாலும் மலச்சிக்கல் ஏற்படும். இது தவிர, பெண்களில் சிலருக்குக் கருவுற்றபோதும், சிலருக்கு

மாதவிடாய் ஏற்படுவதற்குச் சில நாட்களுக்கு முன்பும் மலச்சிக்கல் ஏற்படும். இத்துடன்,

- அஜீரணம், வாயுத் தொல்லை, வயிற்று உப்புசம், குடலிறக்கம், குடல் அடைப்பு, சிறுநீர் அடைப்பு, நெஞ்சுவலி, மயக்கம் ஏற்படலாம்.

எவ்வாறு விடுபடுவது?

- வாழ்க்கை முறை மாற்றங்கள் மூலம் சரிசெய்யலாம்.

- பதப்படுத்தப்பட்ட உணவுகளைத் தவிர்க்கவும். அதிக நார்ச்சத்துள்ள உணவுகள் மலத்தை இளக்கும். மைதாவில் செய்த உணவுகளான பரோட்டா, நூடுல்ஸ் மற்றும் நான்வெஜ் போன்றவற்றை உண்ண வேண்டாம்.

- நீர் வறட்சி, மலச்சிக்கலை ஏற்படுத்தும். அதிக திரவ உணவுகள் வறட்சியைத் தடுப்பதற்கு உதவும். ஆனால் காபி, டீ மற்றும் மது போன்றவற்றைத் தவிர்க்கவும்.

- தொடர் உடற்பயிற்சி, குடல் சுறுசுறுப்பாக இயங்க உதவும்.

- மலம் வரும்போது, வேறு வேலையில் ஈடுபட்டிருந்தாலும் புறக்கணிக்காமல் செல்லவும்.

- எப்போதும் தளர்வு நிலையில் இருப்பது உதவும்.

தினம் 8 குவளை நீர் அருந்தவும். மலச்சிக்கல் உள்ளவர், காலையில் வெந்நீர் குடிக்கவும்.

மருந்துகள்

இப்பிரச்சனை மிகவும் பாதிப்பாக இல்லையென்றால் மருந்துகளைத் தவிர்ப்பது நல்லது. மிகுந்த தொந்தரவாக இருப்பின், மருத்துவரின் ஆலோசனையின் பேரில் மட்டுமே மருந்துகளை உட்கொள்ள வேண்டும். நீங்களாகவே எடுத்துக்கொள்ளும் மருந்துகள் குடலின் செயல்பாட்டைப் பாதிக்கும்.

மருந்தின் அளவு கூடும்போது புற்றா என சந்தேகித்து பெருங்குடல் உள்நோக்கி சோதனையும், தைராய்டு சோதனையும் அவசியம்.

பேதி மருந்து பெருங்குடல் - தொடர் பேதி மாத்திரை ஆபத்தானது!

அதிக அளவு பேதி மாத்திரைகளைப் பல ஆண்டுகள் உண்டு வருவதால், சில நபருக்குக் குடல் பெருத்து அசைவற்றுக் காணப்படும்.

மலச்சிக்கல் தடுப்புமுறைகள்

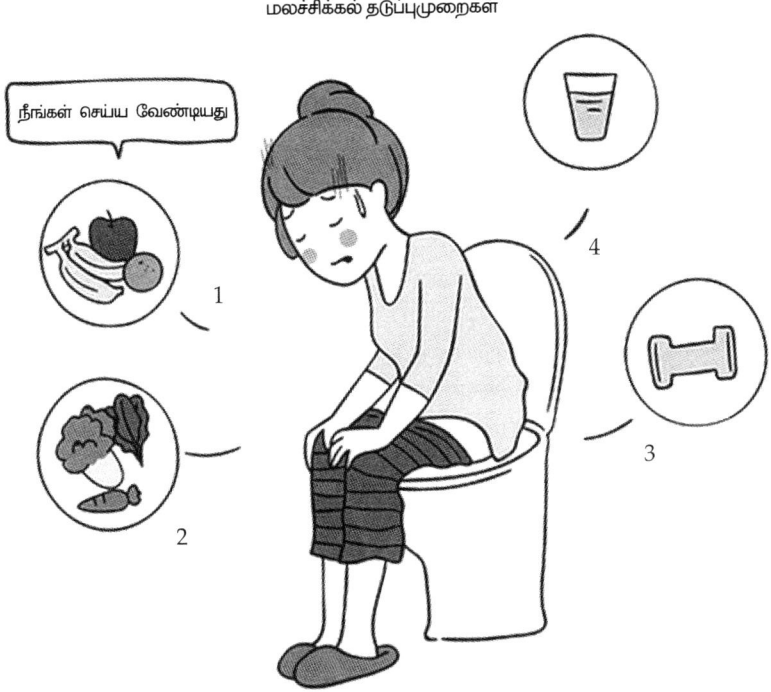

1) பழம் உண்ண வேண்டும்
2) காய்கறி சாப்பிட வேண்டும்
3) தொடர்ந்து உடற்பயிற்சி மற்றும் நடைபயிற்சி
4) தண்ணீர் ஒரு நாளில் மூன்று லிட்டர்

(எ.கா.) காஸ்காராவும் சென்னா மருந்துகளும்தான் இதற்கு மூலகாரண மாக உள்ளன. எக்ஸ்ரேயில் பொதுவாக குடல் பெருத்துக் காணப்படு வதுடன், குறுக்கத்துடன் கூடிய இடர்ப்பாடுகளுடன் பெரும்பாலும் வலது பெருங்குடலில் காணப்படும். குடல் உள்ளே சளிப்படலம், நிறம் கருத்து வளைகுடல் உள்நோக்கி மூலம் காணப்படும். இதற்கு மருத்துவம் பெற அறுவை மருத்துவரை நாட வேண்டும்.

9. பெருங்குடலில் தோன்றும் இரத்தநாளக் குறைபாடு (Angiodysplasia) அரிதானது

தந்துகி அல்லது கேவர்னஸ் இரத்தநாள நோய்கள், பெருங்குடலில் எந்த வயதிலும் இரத்த ஒழுக்கை உண்டாக்கி அதிர்வை உண்டாக்கும். இடைப்பட்ட, முதிர்வயதில் ஏற்படும் இரத்த ஒழுக்கில் கீழ்க்காணும் நோய்களில் ஒன்றாக இருக்கக்கூடும். (எ.கா.) பெருங்குடல் பக்கப்பை அழற்சி, அல்சரேடிவ் கொலைடிஸ், இரத்தக் குறைவு, பெருங்குடல் அழற்சி (Ischemic colitis) ஆகியவை. இரத்த ஒழுக்கு 50% வலது பெருங்குடலிலேயே ஏற்படுகிறது. வளைகுடல் உள்நோக்கி மூலம் இரத்தநாள நோயையும் அழற்சியையும் சளிக்கட்டிப்படல நீலநிற மாறுபாட்டைக் கொண்டு நோயை வேறுபடுத்தி அறிய முடியும். பேரியம் எனிமாவினால் பெருங்குடல் பக்கப்பை மற்றும் இரத்த ஓட்டக் குறைவினால் ஏற்படும் பெருங்குடல் அழற்சியை அறிய முடியும். ஆனால், பெருங்குடல் உள்நோக்கி மூலம் இந்நோய்களை அறிவது சிறப்பாக அமைவதில்லை. ஏனெனில், உள்நோக்கியில் நோயுற்ற இடத்தையும் பேரியம் மறைக்கக்கூடும். இரத்த ஒழுக்கு உள்ள நிலையில் 2 மி.லி/நி. மேல் இருப்பின் டெக்னிடியம் 99 எம், சிவப்பு அணுக்கட்டிச் சோதனை மூலம் இரத்த ஒழுக்குள்ள இடத்தை அறிய முடியும். மேல்புற, கீழ்ப்புற குடல்தாங்கி இரத்தக்குழாய் மூலம் இரத்தநாள நிறமிப்படம் எடுத்தால், இரத்தநாள மாறுபாடுகளை அறிய முடியும். இது தோல்வி அடையும்போது, டெக்னிடியம் 99எம் சிவப்பு அணு கட்டிய நிலையில் சோதனை செய்தால், சரியான இடத்தில் இரத்த ஒழுக்கை அறிய முடியும்.

இரத்த ஒழுக்கு அதிகமாக இல்லாதபோது, பெருங்குடல் உள்நோக்கி, நோயுற்ற இடத்தை அறிய உதவும் (எகா சீக்கம், சிறுகுடல்: சில நோயாளிகளுக்கு வளைகுடல் உள்நோக்கி கொண்டு சூட்டுக்கோல் அல்லது லேசர் மருத்துவம் செய்யப்படுகிறது.) ஆனால், நோயாளிக்கு அதிகமான இரத்த ஒழுக்கு இருப்பினும், நோயாளி அதிகமாக நோயுற்று இருப்பினும் அவசர அறுவை மிகவும் தேவை. இது தோல்வி அடையும் போது, டெக்னிடியம் 99 எம். சிவப்பு அணுக் கட்டி சோதனைதான், சரியான இடத்தில் இரத்த ஒழுக்கை அறிய முடியும். பெருங்குடல்

உள்நோக்கியை அறுவையின்போது செலுத்தி, நோயுற்ற இடம் சில சமயம் அறியப்படுகிறது.

மருத்துவம்

அவசர சிகிச்சையாக முழுப் பெருங்குடலை அகற்றி, சிறுகுடலை மலக்குடலுடன் இணைப்பது. இவ்வறுவையை வலப்புறம் அல்லது இடப்புற பெருங்குடல் அகற்று அறுவைக்குப்பின் இரத்த ஒழுக்கு திரும்ப ஏற்பட்டால் செய்வது நல்லது.

10. காயத்தால் ஏற்படும் குடல் தெறிப்பு: சாலை விபத்துகளில் அதிகம்

வயிற்றின் மேல் வெளியே தெரியும் காயம் இருப்பினும், இல்லாவிடினும் குடல் தெறிக்கக்கூடும். இத்தெறிப்பிற்கான முக்கிய காரணம், வயிற்றில் ஏற்படும் அடியினால் குடல் முக்கோண எலும்பின் மேல்புற விளிம்பில் தாக்கப்படுவதே ஆகும். மேலும், பிரயாணத்தின் பொழுது காரில் கட்டிக்கொள்ளும் பெல்ட்டினாலும், உள்ளே செல்லமுடியாத இங்குவைனல் பிதுக்கத்திலும் ஏற்படுகிறது. இத்தெறிப்பு, பொதுவாகப் பிடிப்புடன், கூடிய இடத்தில் பிடிப்பில்லாக் குடல் சேருமிடத்தில் (எ.கா. முன்சிறுகுடலும் இடைச்சிறுகுடலும் சேருமிடம்)

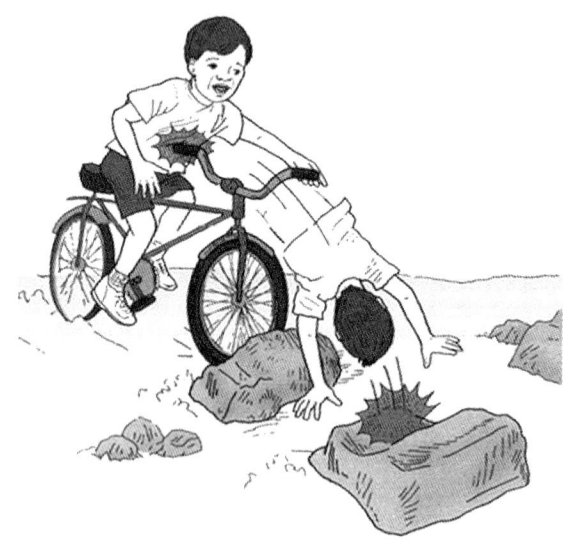

காணப்படும். இதுவே, வயிற்றுறையின் அடியிலிருப்பின், அவை ஆரம்பத்தில் அறியப்படாமல்கூட போவதும் உண்டு. இத்தெறிப்பு, பெரும்பாலும் வயிற்றின்மேல் வண்டி ஏறிச் செல்லும் விபத்துகளில் ஏற்படுகிறது. சிறு ஓட்டையாக இருப்பின் சளிப்படலம் துருத்திக் கொண்டு ஓட்டைப் பாதி அடைத்துக் காணப்படும். ஆகவே, ஆரம்ப காலத்தில் அறிகுறிகள் மூலம் நோயை அறிவது கடினம். பொதுவாக

இவ்வறிகுறிகள் குடற்புண்ணில் ஏற்படும் ஓட்டையைப் போலவே தோன்றும்.

குடல் தெறிப்பும், குடல் தாங்கிக் கிழிவும் பொதுவாக அறுவையின் பொழுதே கண்டுபிடிக்கப்படுகிறது. பெருங்குடலில் காயத்தினால் ஏற்படும் தெறிப்பு மிக அரிது. விளையாட்டாகச் சில சமயங்களில் ஆசனவாய் வழியாகக் காற்றை அழுத்தத்துடன் செலுத்த, பெருங்குடல் தெறிப்பு உண்டாகும். குண்டு வெடிப்பின் காரணமாக வயிற்றில் குடல் தெறிப்பு ஏற்படக்கூடும். இதில், அதிக அளவில் இடுப்புக்குழிப் பெருங்குடலே தாக்கத்திற்குள்ளாகிறது. சிலசமயம், வளைகுடல் உள்நோக்கிச் சோதனையின் பொழுதும் தெறிப்பு உண்டாகும். (எ.கா.) அல்சரேடிவ் கொலைடிஸ் நோயின்பொழுது, குடல் விரிவடைவதற்காகக் காற்றை வளைகுடல் உள்நோக்கி மூலம் செலுத்துவதே குடல் தெறிப்புக்குப் போதுமானது.

மருத்துவம்

குடல் தெறிப்பு என்று சந்தேகிக்கப்பட்ட நபர்களுக்கு நிற்க வைத்து எக்ஸ்ரே எடுக்க காற்று வயிற்றுறையின் மேல்புறமும், வயிற்றுறையின் அடிப்புறத் திசுக்களிலும் தெரியும். பெரும்பாலான நபர்களுக்கு வயிற்றைத் திறந்து ஓட்டையை அடைப்பது போதுமானது. ஆனால், குடல்தாங்கிக் கிழிவும் சேர்ந்து இருப்பின், குடலை அகற்றி இணைப்பு அறுவை தேவைப்படும். பெருங்குடலில் உள்ள பெரிய ஓட்டைக்கு மருத்துவமாகக் குடலை வயிற்றுக்கு வெளியே வைப்பது சிறந்தது. இச்சிகிச்சையைச் செய்யமுடியாத பொழுது, ஓட்டையை மூடி, அதற்கு முன்புறம் செயற்கைக் குடல் திறப்பு செய்ய வேண்டும். வயிற்றுறைக்குப் பின்புறமாக (எ.கா) முன்சிறுகுடலின் முன்புறமோ, பின்புறமோ ஓட்டை இருப்பின், அக்குடலை வயிற்றுறைக்கு மேல் பிரித்துப் பார்த்து அறிய வேண்டும். எல்லா நபர்களுக்கும் கிராம் நெகட்டிவ், கிராம் பாசிடிவ் நுண்ணுயிர் எதிர்உயிர் மருந்துடன் குடலுக்கு ஓய்வு கொடுப்பதுடன், சிரைவழி உணவு அல்லது குறைந்த அளவு நார்ப்பொருள் உணவு கொடுக்க வேண்டும்.

11. மெக்கல்ஸ் பக்கப்பை

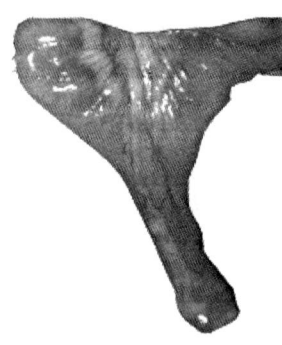

அறுவைசிகிச்சையில் அகற்றிய
மெக்கல்ஸ் பக்கப்பை

இப்பக்கப்பை, மொத்த மக்கள்தொகையில் 2 விழுக்காடு சிறுகுடலின் வெளிப்புறம் கடைச்சிறு குடல் சீக்கம் வால்வுக்கு 60 செ.மீ, மேல்புறம் 5 செ.மீ. நீளத்தில் பொதுவாகக் காணப்படும். இதை 2 விழுக்காடு, 2 அடி, 2 அங்குலம் என நினைவில் நிறுத்திக்கொள்வதுண்டு. குடலில் காணப்படும் மூன்று படலங்களுடன், பிறவியில் குடலில் குடல்தாங்கிக்கு வெளிப்புறமாக 90 விழுக்காடு காணப்படுகிறது. இது குடல்வாலைப் போலவே தனியான இரத்தக்குழாய் மூலம் இரத்தத்தைப் பெற்றுக்கொண்டு, அதேபோல் தொற்றுக்கும் அடைப்புக்கும் உள்ளாகிறது. சுமார் 20 விழுக்காட்டினருக்கு இப்பையில் இரைப்பைத்திசு, பெருங்குடல்திசு மற்றும் சில சமயம் கணையத் திசுக்களும், பெரும்பாலும் ஆண்களுக்குக் காணப்படும். இப்பையில் பல விதமான கேடுகள் ஏற்படுகின்றன.

1. இரத்த ஒழுக்கு

இப்பக்கப்பையில் உண்டாகும் அமிலப்புண்ணினால் இரத்த ஒழுக்கு ஏற்பட்டு, ஆசனவாய் வழியாக வெளிவரும். ஒழுக்கு அதிகமாகும் பொழுது வாய்வழியாக வாந்தி இரத்தமின்றி வரும். இச்சமயத்தில் அரிதாகவே முன்வயிற்றில் வலி ஏற்படும். சில சமயம் ஒழுக்கிற்குப்பின் பையில் ஓட்டை உண்டாகும். இரத்த ஒழுக்கு அதிகமாக ஆசனவாய் மூலம் வெளிவரும்பொழுது, இரைப்பை முன்சிறுகுடல் நோயற்ற நிலை என அறிந்தபின் வயிற்றைத் திறந்து கடைச்சிறுகுடல் இறுதியில் சுமார் 150 செ.மீ.க்கு முன்பு பக்கப்பையை மருத்துவம் அளிக்கத் தேட வேண்டியது அவசியம்.

2. குடல் செருகல்

குடலின் ஒரு பகுதி இன்னொரு பகுதிக்குள் செருகிக்கொண்டிருக்கும் நிலை. இதனால் குடலிலும், வயிற்றிலும் கடும் அடைப்பு ஏற்படும். இது பெரும்பாலும் குழந்தைகளுக்குக் குறிப்பாகப் பால்குடி மறக்கும் வேளையில் ஏற்படும் மற்றும் இதனைக் குடலுள் மடிப்பு, குடலேற்றம் என்றும் சொல்லப்படுகிறது.

3. பக்கப்பை அழற்சி

குடலில் கூரிய புறப்பொருள், உணவு அல்லது ஏதுமில்லாத நிலையில்கூட குடல்வாலில் அழற்சி உண்டாவதைப் போலவே அறிகுறிகளை ஏற்படுத்தும். குடல்வாலை அகற்றிய நோயாளிக்கே இந்நோயைச் சரிவர நோய் நாடலில் அறிய முடியும். இப்பக்கப்பையில் ஓட்டை விழுந்த பின்விரைவாக முன்சிறுகுடல் ஓட்டைக்கான வயிற்றுறை அழற்சியைப் போல் அறிகுறிகள் உண்டாகும்.

4. நாட்பட்ட வயிற்றுப்புண்

வலி உணர்வைச் சார்ந்து இவ்வகையான வயிற்றுப்புண் போன்ற அறிகுறிகள் இடப்புறத் தொப்புளுக்கருகில் ஏற்படும்.

5. குடல் அடைப்பு

பக்கப்பையின் நுனியில் பட்டை (Band) தொப்புள் வரை நீண்டு ஒட்டிக்கொண்டிருக்கும்பொழுதும், குடல் திருகலினாலும் குடல் அடைப்பு ஏற்படும்.

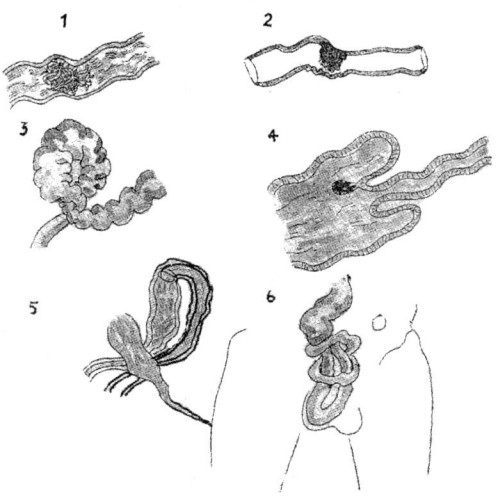

குடலடைப்பு: சில பொதுக் காரணங்கள்

1) நாக்குப்புழு கொத்தாக இருந்து அடைப்பது
2) குடலில் புற்றுநோய்
3) குடல் முறுக்குதல்
4) குடல் உட்செருகுதல்
5) ஒட்டுதல்
6) குடலிறக்கம்

சோதனை
1. பேரியம் எக்ஸ்ரே

இதன்மூலம் நோயை அறிய முடியாது. ஏனெனில், பக்கப்பை வாய் வீக்கத்தால் மூடப்பட்டிருக்கும். ஆனால் சிறுகுடல், குடல் கழுவுதல் (Small Bowel Enema) மூலம் அறிய முடியும்.

2. டெக்னீஷியம் 99 எம். ஸ்கேன்

பக்கப்பையில் ஓட்டை அல்லது இரத்த ஒழுக்கு ஏற்பட 90% இச்சோதனை மூலம் அறிய முடியும்.

12. பெருங்குடல் பக்கப்பை (Diverticula of the Colon) நார்ச்சத்து உண்ணுங்கள் வராது

இவ்வகை நோய், நமது நாட்டில் மிக அரிதாகக் காணப்படுவதாக முன்னர் நினைக்கப்பட்டது. ஆனால், நாம் மேற்கத்திய உணவு களை உட்கொள்ள ஆரம்பித்த பிறகும், பெருங்குடல் உள்நோக்கி பயன்பாட்டிற்கு பிறகும் டைவர் டிகுலோங் நோய் இப்பொழுது பரவலாகக் காணப் படுகிறது.

பக்கப்பைகளுடன் பெருங்குடல்

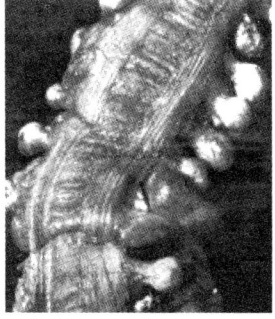

பெருங்குடல் பக்கப்பையாவது, அதன் சளிப்படலத்தில் தோன்றும் பெறப்பெற்ற பிதுக்கமே. இவை, குடலிலுள்ள வட்டத் தசைகளினுள் இரத்தக்குழாய்கள் துளைத்துச் செல்லும் இடத்தில் தசையின் இடைவெளியில் வரிசையாக நீட்டிக்கொண்டு வெளிப்புறம் காணப்படும். பெருங்குடலில் இவை ஒரு குறிப்பிட்ட இடத்தில் பொதுவாக, வளைகுடலில் காணப்படும். என்றாலும், சில சமயங்களில் பெருங்குடல் முழுவதும் பெருங்குடல் கடைப்பகுதியிலிருந்து மலக்குடல், வளைகுடல் இணையும் இடம்வரை காணப்படும். மலக்குடலும் அது சார்ந்த தசைப்படலமும் நோயினால் பாதிக்கப்படுவதில்லை. பொதுவாக, 90% விழுக்காடு வளைகுடலே பாதிக்கப்பட்டு அழற்சியுடன் காணப்படும் எனினும், சில சமயங்களில் பெருங்குடல் சுவர்களில் உள்ள தசைகள் மிகவும் தடித்துக் காணப் படுவதில் இந்நோய் பெருங்குடலுக்குள் ஏற்படும் அழுத்த அதிகரிப்பு காரணமாக ஏற்படுகிறது என்று நம்பப்படுகிறது.

இயற்கையான நார்ச்சத்து உணவை உண்பவர்களிடம் இந்நோய் அதிகமாகக் காணப்படுவதில்லை. மலத்தின் அளவிற்கும் பெருங்குடல் உள்அழுத்தத்திற்கும் தொடர்பு உள்ளது தெரியவருகிறது. அதிக அளவு மலம் அழுத்தக்குறைவுடன் தொடர்புகொள்கிறது.

நார்ப்பொருட்களை அதிகமாக உண்ணுவதால், ஆப்பிரிக்காவிலும் ஆசியாவிலும் அரிதாகவே இந்நோய் காணப்படுகிறது. மேலை நாடுகளில் சர்க்கரை மற்றும் மாவுப் பொருட்களில் உள்ள

நார்ப்பொருட்களை நீக்கிய உணவு உண்ணுவதால், 40 வயதுக்கு மேல் உள்ளவருக்குப் பேரியம் எக்ஸ்ரே எடுத்த நிலையில் சுமார் 5 விழுக்காட்டினருக்குக் காணப்படுகின்றன. வயது அதிகம் ஆனால் விழுக்காடுகளும் அதிகமாகின்றன.

அழற்சியற்ற பெருங்குடல் பக்கப்பை

இவ்வகை நோயாளிகளுக்குத் தசை சீராக வேலை செய்யாது. பெருத்துக் காணப்படுவதால், குடலினுள் அழுத்தம் அதிகமாகி, குடல் பெருத்துக் காணப்படும். இவையே பக்கப்பை உண்டாகக் காரண மாகின்றன.

பெருங்குடல் பக்கப்பை அழற்சி (Diverticulitis)

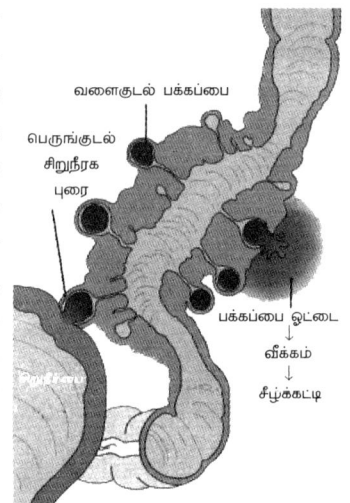

வளைகுடல் பக்கப்பை
பெருங்குடல் சிறுநீரக புரை
பக்கப்பை ஓட்டை
வீக்கம்
சீழ்க்கட்டி

பக்கப்பை அழற்சி குடலிலுள்ள ஓரிரு பைகளில் தோன்றுகிறது. இத்துடன் அதன் அருகிலும் அழற்சி காணப்படு கின்றது. அழற்சி தோன்றி மறைந்த பிறகு, ஓரிரு ஆண்டு அறிகுறிகள் இன்றிக் காணப்பட்டாலும் நோய் வளர்ந்து கொண்டுவந்து, பிறகு அறிகுறிகள் தோன்றும்போது கொடூரமாக இருக்கும். இவ்வழற்சி, புற்றுநோய் உண்டாவதற் கான முன்னோடி அல்ல என்றாலும் புற்று இந்நோயுடன் சேர்ந்து காணப் படலாம்.

வளைகுடல் பக்கப்பையில் வரும் கேடுகள்

கேடுகள்

1. திரும்பத் திரும்ப முறையாக அழற்சி ஏற்படும்.

2. குடல் ஓட்டை ஏற்பட்ட பிறகு உண்டாகும் வயிற்றுறைப் பொது அழற்சி அல்லது குடலருகில் தோன்றும் சீழ்க்கட்டி.

3. குடல் நார்த்திசுவினால் உண்டாகும் குறுக்கத்தின் காரணமாக ஏற்படும் குடல் அடைப்பு.

4. இரத்த ஒழுக்கு

5. புரை தோற்றம் (சிறுநீர்ப்பை, புணர்வாய், சிறுகுடல், பெருங்குடல் வயிற்றுப்புரை ஆகியவற்றில் 5% தோன்றும்).

அறிகுறிகள்

அழற்சியற்ற நிலையில் இப்பை அறிகுறிகளின்றிக் காணப்படும். ஆனால், பெருங்குடல் சீர்கெட்டதால் வயிறு உப்புசம், வாய்வு வெளியேற்றம், அடிவயிற்றில் கனமான உணர்வு போன்ற அறிகுறிகள் தோன்றும். அதிகப்படியாகப் பெருங்குடல் கூறுகளாகப் பொறுக்க முடியாத வலி, இடப்புற அடிவயிற்றில் தோன்றும். இவ்வலி தோன்றி மறைவது, அழற்சி ஆரம்பமாகி அவை குறைவதைப் பொறுத்தது.

பக்கப்பை அழற்சி, 40 வயதிற்கு மேல் காய்ச்சல், சோர்வு, வெள்ளை அணுக்கள் உயர்வு ஆகியவற்றுடன் இடப்புற அடிப்புறத்தில் வலி அல்லது அத்துடன் வயிற்றுறை அழற்சியிருப்பின் பக்கப்பை வளைகுடல் நோயிலிருந்து வேறுபடுத்தி அறிய, வெள்ளையணு எண்ணிக்கை உதவும். பக்கப்பை உள்ளவர்களுக்கு மலம் இளகி வெளிவரும். சில சமயம் மலச்சிக்கலும் ஏற்படும். வயிற்று உப்புசம் காற்று வெளியேற சரியாகும். அடிப்புற வயிற்றைத் தொட்டால் வலிக்கும். வளைகுடலைத் தொட்டால் வலியுடன்கூடிய கட்டி குடல்வால் அழற்சியைப்போல் தோன்றும். சில சமயங்களில், இவை சிறுநீர்ப்பையுடன் இணைந்து சிறுநீர் குடல் புரையாக மாறிவிடும். அப்போது, சிறுநீருடன் காற்றும் மலமும் வெளிவரும்.

நோய் சிக்கல்கள்

மலக்குடல் இரத்தக்கசிவு, குடலடைப்பு, ஓட்டையாதல், சீழ்க்கட்டி ஏற்படல், வயிற்றுறை அழற்சி.

பரிசோதனை
எக்ஸ்ரே

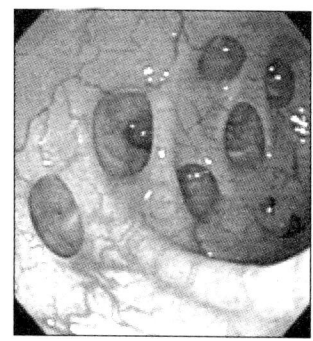

பெருங்குடல் உள்நோக்கி - தேனடைபோன்ற தோற்றத்தில் பக்கப்பை

குடல் பக்கப்பை என்பதைப் பேரியம் எக்ஸ்ரே சோதனை மூலம் பெருங்குடலை அறிந்து மற்றும் பெருங்குடல் உள்நோக்கிச் சோதனை செய்து நன்கு அறிய முடியும்.

திடீர் பக்கப்பை அழற்சியை உடல் அறிகுறிகளைக் கொண்டு அறிதல் வேண்டும். சி.டி. ஸ்கேன் நோயை அறிய உதவும். நோய் தீவிரமாக இருக்கும்போது பேரியம் சோதனைகள் குடலில் ஓட்டையை ஏற்படுத்தி வயிற்றுறை அழற்சியை ஏற்படுத்தும். ஆகவே, தீவிர அழற்சிக்கு மருத்துவம் பெற்ற பிறகு இச்சோதனையை மேற்கொள்ள வேண்டும்.

தற்பொழுது பெருங்குடல் உள்நோக்கி மிகுந்த பயன் அளிக்கிறது. வளைகுடலில் பக்கப்பை இருப்பின், அவை குறுகிக் காணப்படும்.

வளைகுடல், பெருங்குடல் உள்நோக்கி சோதனை

வளைகுடல் உள்நோக்கியும், பெருங்குடல் உள்நோக்கியும், பொதுவாகக் குடலில் புதுவளர் கட்டி உள்ளதா? என அறிய உதவுமே தவிர, பக்கப்பையை அறிய அவ்வளவாக உதவாது. பக்கப்பையை அறிய பேரியம் படமே சிறந்தது.

மருத்துவம்

பக்கப்பை உள்ளவர்களுக்கு நார்ப்பொருட்கள் அடங்கிய உணவு களான முழுத் தானிய உணவு வகைகளையும், மாவு வகைகளையும், காய்கறிகளையும், பழங்களையும் கொடுக்க வேண்டும். தவிடு, ஐஸோஜெல், மலம் இளக உதவும். வலியுடன்கூடிய நோயாக இருப்பின், அதற்கு முழு ஓய்வுடன் உடன் பிடிப்பை அகற்றும் மருந்துகளும் தேவைப்படும். இந்நோயாளிகள் பாரபின் திரவம் மற்றும் மலம் இளக்கும் மருந்துகளைத் தவிர்க்க வேண்டும்.

திடீர் பக்கப்பை அழற்சிக்கு முழு ஓய்வு, ஆன்டிபயாடிக் (எ.கா.) 7-10 நாட்கள் கொடுக்க வேண்டும். குடல் வலியைப் போக்கும் சில மருந்துகள் குடலுக்கு ஓய்வு கொடுத்தாலும், குடல் அசைவற்ற தன்மையை ஏற்படுத்தி, சிறுநீர் கட்டிக்கொள்ளும். திடீர் தாக்கத்திற்குப் பிறகு நோய் அறிகுறிகள் குறைந்த பிறகு, நோயைத் தீர்க்கமாக அறிய சி.டி. ஸ்கேன், பேரியம் எனிமா எடுத்து புற்றிலிருந்து வேறுபடுத்தி அறிவது அவசியம்.

பக்கப்பைக்கான அறுவை மருத்துவம்

சுமார் 10% பக்கப்பை நோயாளிகளுக்கு இந்நோய் திரும்பத் திரும்ப வரும் நிலையிலோ, அவற்றால் வரும் பக்க விளைவுகளுக் காகவோ அறுவை மருத்துவம் தேவைப்படும். அறுவை மருத்துவம் பொதுவாக நோய் அறிகுறியற்ற நிலையிலேயே செய்வது சிறந்தது. அப்போது நோயுற்ற குடலை 10-20 செ.மீ நீளம் அகற்றி, பிறகு குடலை இணைத்துவிட வேண்டும்.

பெருங்குடல் பக்கப்பை அழற்சிக்கும் பெருங்குடல் புற்றிற்கும் உள்ள வேறுபாடு

இவ்விரு நோய்களும் சுமார் 12% சேர்ந்தே காணப்படும்.

	பக்கப்பை	பெருங்குடல் புற்றுநோய்
1. வரலாறு	நீண்டது	குறுகியது
2. வலி	அதிகம்	குறைவு
3. கட்டி	தொட்டால் வலியுடன் கட்டி 25%	வலியற்ற கட்டி 25%
4. இரத்த ஒழுக்கு	விட்டு விட்டு அதிகமாக 17%	65% தொடர்ந்து குறைவாக
5. எக்ஸ்ரே	முழுவதுமாக மாற்றம்	குறிப்பிட்ட இடத்தில் ஃப்ரோபேன்தின் மருந்து கொடுத்த பிறகும் தளர்ச்சி அற்றநிலை.
6. வளைகுடல் உள்நோக்கி	ஓரிடம் அழற்சியுடன்	புண் தோன்றும் வரை அழற்சி அற்றநிலை.
7. பெருங்குடல் உள்நோக்கி	புற்றற்ற நிலை	புற்று பார்த்த நிலையில் திசு சோதனை

இவ்விரு நோய்களையும் சரிவர அறிய, வயிற்றைத் திறந்து பார்க்க வேண்டும். அப்பொழுதும் சில சமயங்களில் இவற்றை வேறுபடுத்தி யறிவது கடினம். எடைகுறைவு, இந்நோய்களை வேறுபடுத்தி அறிய உதவாது.

13. நாட்பட்ட வயிற்றுப்போக்கு வகைகள்

இரிட்டபிள் பௌவல் சின்றோம் (Irritable bowel syndrome)

குடலின் செயல்பாடுகளைத் தானியங்கி நரம்பு மண்டலம் கட்டுப்படுத்துகிறது. சில வகையான உணவு மற்றும் மனஅழுத்தத்திற்கு சிலரின் குடல் வெகுவாக எதிர்விளைவை உண்டாக்கும். அதன்

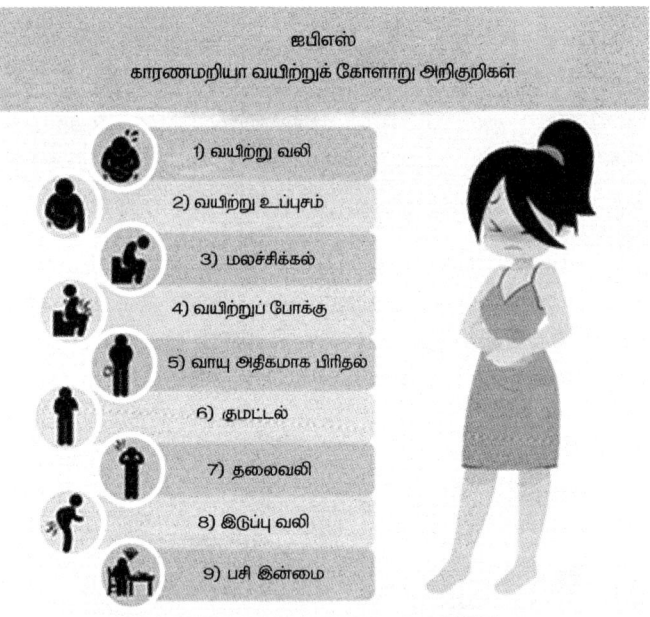

காரணமாக, வயிற்றில் வலி, மலம் கழித்த பிறகு வயிற்றுவலி குறைதல், உப்புசம், மலத்தில் சளி ஆகியவை ஏற்படும். நோய்க்கான காரணிகள் இன்னமும் கண்டுபிடிக்கப்படவில்லை. ஆனால் அதிக உணவு, சாக்லேட், பால், காபி, டீ போன்ற உணவு வகைகள், சிலவகை மருந்துகள், உணர்ச்சிவசப்படுதல், மனச் சோர்வுடன் இருத்தல், பதற்றமடைதல் இவை அனைத்தும் இந்நோயின் வீரியத்தை அதிகப்படுத்தும்.

இந்நோய்களைச் சரிவர அறிந்து மருத்துவம் பெற குடல் மருத்து வரை நாடவேண்டும்.

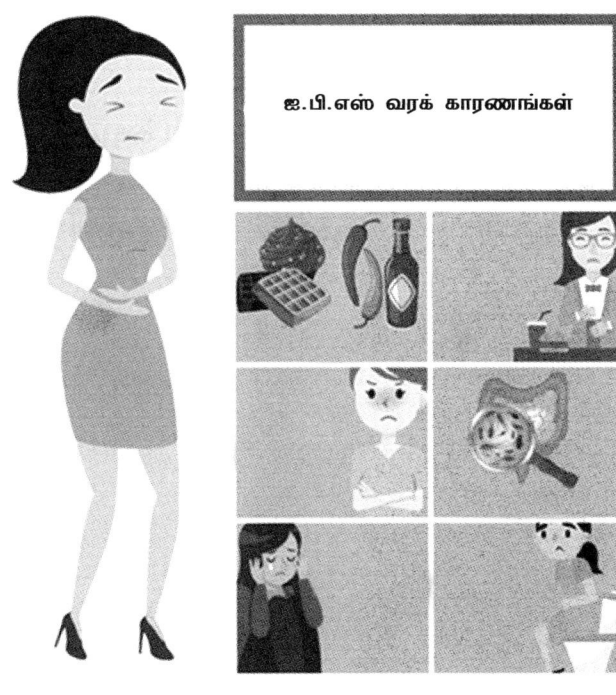

1) உணவு
2) ஒத்துக்கொள்ளாத உணவு
3) மனம் சார்ந்த நோய்கள்
4) தொற்று
5) மனஎழுச்சி
6) வயிற்றுப்போக்கு அல்லது மலச்சிக்கல்

14. புண்ணாகும் பெருங்குடல் அழற்சி (அல்சரேட்டிவ் கொலைடீஸ் Ulcerative colitis) - சீதமும் இரத்தமும் நாட்பட உள்ளதா?

புண்ணாகும் பெருங்குடல் அழற்சி (Ulcerative colitis). முன் நாளில் இது மேலை நாட்டினருக்கு ஏற்படும் ஒரு நோய் என்று கூறப்பட்டது. ஆனால் பெருங்குடல் உள்நோக்கிச் சோதனை செய்யப்படும் தற்காலத்தில் நம் உணவு மாறுபாடு, மன உளைச்சல் காரணமாக தமிழ்நாட்டிலும் ஏழை, பணக்காரர் என்ற பாகுபாடு இன்றி காணப் படுகிறது.

மலம் வெளியேறுவதில் மாறுபாடு ஏற்பட்டு, சீதமும் இரத்தமும் கலந்து பல தடவை பல நாட்களுக்கு வந்தால், இவ்வழற்சி நோயாக இருக்கக்கூடும். இந்நிலையில், சோதனை செய்து நோயைக் கண்டறிவது அவசியம்.

நோய் நாடல்

இந்நோய்க்குக் காரணமாக நுண்ணுயிர் இருக்கலாம் என்று தீவிரமாக ஆராய்ந்தும் எந்த நுண்ணுயிர் என்று தீர்மானிக்க முடியவில்லை. மன உளைச்சல் தொடர்பான நோயாக இதனை எண்ண வாய்ப்புகள் அதிகம். தன்னுடல் எதிர்வினை நோயாகவும் கருதப்பட்ட போதிலும், அறுதியிட்டுக் கூற முடியவில்லை. சிலருக்கு பால் ஒவ்வாமை உண்டு. சில குடும்பங்களில் பரம்பரை நோயாக அல்லது இனம் காணாத சுற்றுச்சூழல் காரணமாகப் பரவுகிறது. கீழை நாடுகளில் அரிதாகக் காணப்பட்ட நோய், மேலைநாட்டு உணவுப் பழக்கம், சமூக வழக்கங்கள் மற்றும் எளிதாகப் பெறக்கூடிய மருத்துவ உதவி. (எ.கா.) பெருங்குடல் உள்நோக்கி போன்ற சோதனை இவற்றின் காரணமாகத் தற்போது நோயின் விழுக்காடு தமிழ்நாட்டிலும் அதிகரித்துவருகிறது.

நோய்க் குறியியல்

நோய் 95% மலக்குடலில் ஆரம்பித்து மேல்நோக்கிப் பரவுகிறது. குடல், பல நுண்ணிய புண்களுடன் காணப்படும். சிலருக்குத் தனியாகவும் மற்றும் சிலருக்கு மிக அதிகமாகவும் காணப்படும். நாட்பட்ட சிறிய புண்கள் பெரிதாக ஒன்றுசேர்ந்து, பெரிய புண்ணாகிவிடும்.

நாட்பட்ட புண் ஆற முற்படும்போது நார்த்திசு ஏற்பட்டு, நிரந்தரக் குறுக்கம் ஏற்படும்.

புண்ணாகும் பெருங்குடல் அழற்சி மலக்குடலில் ஆரம்பமாகும்

அறிகுறிகள்

30, 40, 20 வயது வரிசையில் ஆண்களைவிட பெண்களுக்கு அதிகம் ஏற்படுகிறது. மிக அரிதாகக் குழந்தைகளுக்குத் தோன்றுகிறது. முதல் அறிகுறியாக மலங்கழிப்பது ஒழுங்காக இருந்தவர்களுக்கு, இரவு பகல் எந்நேரமும் மிச்சம் என்றில்லாமல் நீராக வயிற்றுப்போக்கு ஏற்படும். ஆசனவாயில் சளி, சீழ், இரத்தம் கலந்தும் வெளியாகும். வழக்கமாக ஆரம்ப காலத்தில் வலி ஏற்படுவதில்லை. விட்டு விட்டுத் தொல்லை தந்து, நாட்பட்ட நோயாக மாறும்.

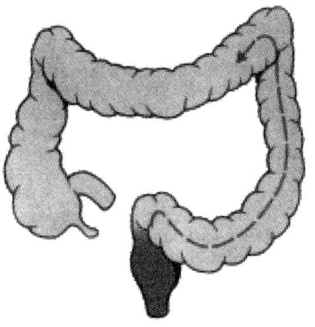

அதி தீவிர ஆரம்ப நோய்த் தாக்கம், பெருங்குடல் முழுவதும் தாக்கிய நோய், முதுமை (60 வயதுக்கு மேல்) இம்மூன்றும் நோயின் தீவிர அறிகுறிகளாகும். இடது பெருங்குடலில் மட்டும் நோய் இருப்பின், குணம் பெறுவது சற்று சிறப்பாக அமையும்.

நோய்க் குறியின் தன்மை

இந்நோயில், எப்போதும் மலக்குடலே பாதிக்கப்படுகிறது என்றாலும் சில வேளைகளில் பெருங்குடலின் பல பகுதிகளும் பாதிக்கப்படலாம். சில வேளைகளில் பெருங்குடலின் எல்லாப் பகுதிகளும் பாதிக்கப்படும். நோய் நிலைகள் விட்டு விட்டுக் காணப்படாமல் தொடர்ச்சியாக முழுமையாகக் காணப்படும்.

அறிகுறிகள்

முதன் முதலில் ஏற்படும் நோய்க்குறிகள் மிகக் கடுமையானதாகக் காணப்படும் நோய்க்குறிகள் அடங்கியும், எழும்பியும் காணப்படும். மிகக் குறைந்த நபர்களுக்குத்தான் நாள்பட்ட நோயாக மாறுகிறது.

நோய்க்குறிகள் வெளிப்படுதல், பெருங்குடல் பாதிப்பினைப் பொறுத்தும் அழற்சியின் தன்மையினைப் பொறுத்தும், நோய் நிலையின் கால அளவைப் பொறுத்தும் மாறுபடுகிறது.

வயிற்றுப் போக்குடன் இரத்தம், சளி, சீழ் கலந்து வெளிப்படுதலே முக்கியமான அறிகுறியாக அமையும். மலம் வெளியாகும்போது, அடிவயிற்றில் சங்கடம் ஏற்படும். ஆனால், கடுமையான வயிற்று வலி காணப்படாது. இடது கீழ் வயிற்றுப் பகுதியில் தொடு வலி காணப்படும்.

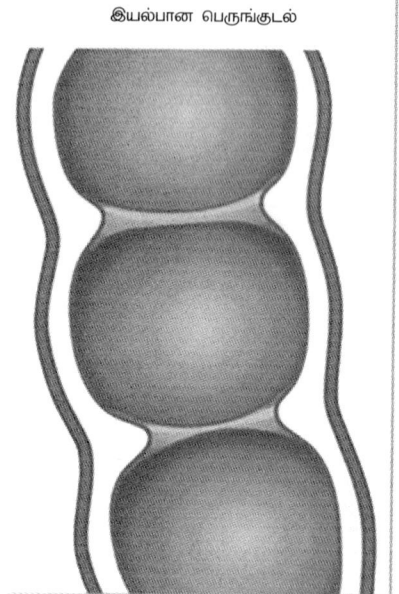
இயல்பான பெருங்குடல்

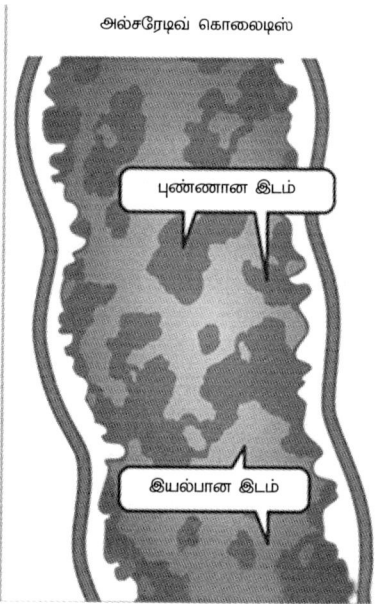
அல்சரேடிவ் கொலைடிஸ்
புண்ணான இடம்
இயல்பான இடம்

நோயின் தீவிர நிலையில், நோயாளியைக் களைப்புறச் செய்யும் அளவிற்கு வயிற்றுப்போக்கு ஏற்படும். 24 மணி நேரத்திற்குள் 20 முறையாவது வயிற்றுப்போக்கு ஏற்படும். மேலும் வயிற்றுப்போக்கு காரணமாக நீரிழப்பும் அதனுடன் இணைந்து காய்ச்சலும், இதயம் மிகு துடிப்பும் ஏற்படும்.

நச்சுநிலை பெருங்குடல் விரிவின்போது, கடும் உடல் வெப்ப உயர்வுடன் இதயம் மிகு துடிப்பு, வயிறு உப்புதல் மற்றும் தொடு வலியும் காணப்படும்.

நாட்பட்ட நிலையில் பெருங்குடல் வெறும் மலம் தங்கும் குழாயாக மாறிவிடும். எனவே நோயாளிக்கு அடிக்கடி வயிற்றுப் போக்கு ஏற்படுவதுடன் கடும் உடல்நலக் குறைவு ஏற்படும்.

நோய் மலக்குடலில் மட்டும் காணப்படும்போது அறிகுறிகள் மிகையாகத் தோன்றாது. நோயாளிக்கு இளகிய மலமும், மலத்துடன் இரத்தமும் வெளிப்படலாம். கடும் மலக்குடல் அழற்சியினால் நோயாளிக்கு மலம் கழிக்கும்போது வலி ஏற்படும்.

பெருங்குடலின் இறுதிப் பகுதியில் மட்டும் நோய் ஏற்படும்போது அறிகுறிகள் தலைகீழாக, அதாவது மலச்சிக்கல் ஏற்பட்டு, மலம் சிறிது சிறிதாக இறுகி வெளியேறும்.

நோயாளி, மன நெருக்குதலுக்கு ஆளாகும் போதெல்லாம் அறிகுறிகள் திரும்பத் தென்படும்.

கர்ப்பம் ஏற்படுவதால் பெரும் பாதிப்புகள் ஏற்படாது.

பெருங்குடலின் எல்லாப் பகுதியும் பாதிக்கப்படும் நோயாளிக்குத் தான், புற்று நோய் ஏற்பட வாய்ப்புள்ளது.

பெருங்குடல் தவிர மற்ற இடங்களிலும் சில அறிகுறிகள் இந்நோயினால் ஏற்படும்.

கல்லீரலில்

கல்லீரல் கடினமாதல், சீழ்க்கட்டிகள், பித்த நாளங்களில் புற்று மாற்றங்கள், பித்த நாள அழற்சியும்.

தோலில்

தோல் சிவந்து முடிச்சாதல்

தோல் சீழாகி அழுகுதலும்

கண்ணில்

கண்ணில், புறவிழி வெள்ளைப் படல அழற்சி, விழி வெளிப்படல அழற்சியுடன் முட்டழற்சியும், இந்நோயுடன் காணப்படலாம்.

குறிப்பிட்ட பெருங்குடல் அழற்சி

அழற்சியானது, இந்நோயில் பொதுவாக பெருங்குடல் முழுவதையும் பாதிக்கும் என்றாலும் சிலசமயம் மலக்குடலையும், வளைகுடலையும் மட்டும் பாதிக்கிறது. இவர்கட்குப் புற்றாக மாறும் நிலை மிகக் குறைவு.

முழுப் பெருங்குடல் அழற்சி

இந்நோய் கண்ட 10-ஆண்டுகளில் புற்றுநோய் தோன்றுவதற்கான வாய்ப்புகள் உண்டு. இதைப் போலவே, சாதாரண மக்கள்தொகையில் பெருங்குடல் புற்று தோன்றுவதைவிட 10 மடங்கு அதிகமாக இந்நோயுண்ட 15-ஆண்டுகளில் உண்டாகும். இவ்வகை நோய் உள்ளவர்களுக்கு இரத்தமும், சீதமும் நாளொன்றுக்கு 20 தடவை வரை வெளியேறும். நோய் திரும்பத் திரும்ப மிகத் தீவிரத்துடன் வந்து உடலில் நீர், உப்புச் சத்துகள் குறைந்து இரத்தச் சோகையுடன் காட்சியளிப்பார்கள். இவர்களுக்கு முழுப் பெருங்குடல் அகற்று அறுவை அவசியம்.

நோய் வகை
அதிதீவிர வகை (5%)

38.9 முதல் 39.4 டிகிரி செ. வரை காய்ச்சலும், நிற்காத இரத்தம், சீதம் கலந்த வயிற்றுப்போக்கும் தொடர்ந்து உண்டாகும். இந்நபர்கள்

மிகுந்த நோய்வாய்ப்பட்டவர்களாகக் காணப்படுவதோடு, உடல் நலம் குன்றியதாக உணர்வார்கள். நோயால் ஏற்படும் நஞ்சால் பெருங்குடல் விரிந்து, வயிறு உப்புசம் உண்டாகும். இந்நிலையை எக்ஸ்ரே உதவியுடன் சரிவர அறிந்து, அவசர அறுவைசிகிச்சை செய்வது அவசியம்.

நாட்பட்ட வகை (95%)

நோயின் ஆரம்பத் தாக்கம் சற்று மிகையாக இருப்பது விதியாக அமைந்தாலும், மறுதாக்கம், வாரம், மாதம், ஆண்டு என்கிற இடைவெளியில் ஏற்படுகிறது. நாட்பட நாட்பட உடல் மெலிந்து இரத்தப் போக்கினால் சோகையும் ஏற்படும். நோய் ஏற்படும்போது 10-20 முறை வயிற்றுப்போக்கு ஏற்படும். வலியுடன்கூடிய மலங்கழிக்கும் உணர்வும் இருக்கும். மலங்கழிக்கும் எண்ணிக்கையும் உடல் மெலிவும், பெருங்குடல் பாதிப்பைப் பொறுத்து அதே விகிதத்தில் அமையும். குறிப்பிட்ட அளவு பாதிப்பு ஏற்பட்டவருக்கு, நோய்த் தீவிரம் குறைந்தே காணப்படும்.

பரிசோதனை

பேரியம் எனிமா படத்தில், ஆரம்ப அடையாளமாக முக்கியமாகக் கீழ்ப்புறப் பெருங்குடல் ஒரு குழாய் போல் வளைவற்றுக் காணப்படும்.

வளைகுடல் உள்நோக்கி சோதனை மற்றும் பெருங்குடல் உள்நோக்கி சோதனை

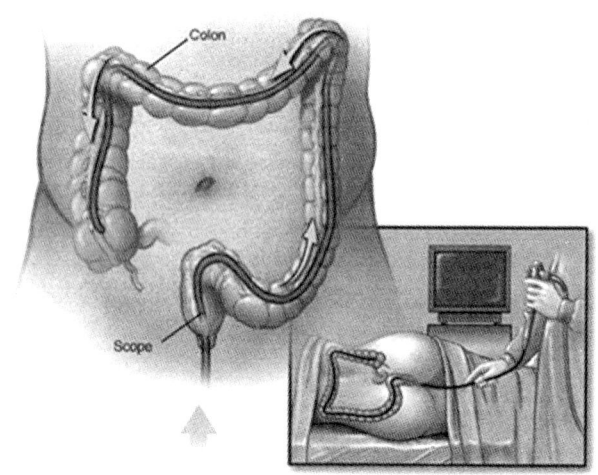

பெருங்குடல் உள்நோக்கி - ஆசன வாயிலிருந்து
கடைச் சிறுகுடல் வரை காணமுடியும்

பேரியம் எனிமா படத்தின் மூலம் கண்டுபிடிக்க முடியாத அளவு மாற்றம் ஏற்படாத ஆரம்ப காலத்தில், இச்சோதனை மிகவும் பயனுள்ளதாகும். ஆரம்பத்தில் மலக்குடல் அழற்சியும், தொட்டால் இரத்த ஒழுக்கும், சீத வெளிப்பாடும் காணப்படும்.

பெருங்குடல் பக்க விளைவுகள்

புற்றுநோய் பாதிப்பு வாய்ப்பு 3-5 விழுக்காடு ஆகும்.

முக்கியமான இந்த விளைவைச் சரியான கண்ணோட்டத்தில் காண வேண்டும். ஏனெனில், 20 ஆண்டு கழித்து 12% புற்று ஏற்பட வாய்ப்பாக உயருகிறது. இளம் வயதில் ஆரம்பித்து பெருங்குடல் முழுவதும் பாதித்த நோயாளிகளுக்குப் புற்று ஏற்படும் வாய்ப்பு மிகவும் அதிகம்.

நார்த்திசுக் குறுக்கம்

6% நோயாளிகளுக்கு ஏற்படும் இந்தக் குறுக்கம், வளைகுடல் மலக்குடல் சேருமிடம், ஆசனவாய் ஆகிய இடங்களில் ஏற்படும் இக்குறுக்கத்திற்கு அறுவை தவிர்க்க முடியாதது.

இந்நோயில் அதிகப்படி இரத்த ஒழுக்கு, மலக்குடல் - புணர்வாய் புரை, மலக்குடல் புரை, ஆசனவாயைச் சுற்றி சீழ்க்கட்டி, மூலம் ஆகியவையும் உண்டாகும்.

மருத்துவம்

ஒவ்வொரு நோயாளியும் ஒவ்வொரு விதமாக பலன் பெறுவதாலும் பல்வேறு காரணங்களால் மறுபடியும் தோன்ற வாய்ப்பிருப்பதாலும், மருத்துவத்தின் பலனை அறுதியிட்டுக் கூற இயலாது.

திடீரெனத் தோன்றும் கடுமையான நோய்க்கு மருத்துவம்

இந்நேரங்களில் நோயாளியை மருத்துவமனையில் அனுமதித்து சிரைவழி உணவு, திரவங்கள் மற்றும் இரத்தம் செலுத்தவேண்டிய நிலை ஏற்படும்.

குறைந்த அளவு நோய்த் தாக்கம்

மலக்குடல் அழற்சியுடன் நோயாளி குறைந்த அளவு தாக்குதலுடன் இருப்பின் தக்க மருந்துகள் போதுமானது.

அறுவைசிகிச்சை
அறுவைசிகிச்சை செய்யவேண்டியதன் காரணங்கள்

1. உயிர் காக்க மருந்துகள் பயன் அற்ற நிலை, அதிதீவிர வகையில் குடல் வீங்கி விரிந்த நிலை, அதிக இரத்த ஒழுக்கு, குடல் ஓட்டை

ஆகியவற்றிலிருந்து காப்பதற்காக, 2. பெருங்குடல் பக்க விளைவுகள் (எ.கா. ஓட்டை, நச்சுப் பெருங்குடல் வீக்கம்), 3. ஸ்டீராய்டு மருந்தில்லாது வாழ முடியாத நிலை 4. பொது விளைவுகள் (எ.கா) பித்தநாளப்புற்று, பித்தநாள அழற்சி. 5. புற்றாகும் ஆபத்து 6. நீண்டநாள் நோய்வாய்ப் பட்டநிலை. (இரத்தச்சோகை, அவசரமாக அடிக்கடி மலம் கழிக்கும் நிலை, மலம் கழிக்க வேண்டிய உணர்வு தொடர்ந்து இருக்கும் நிலை)

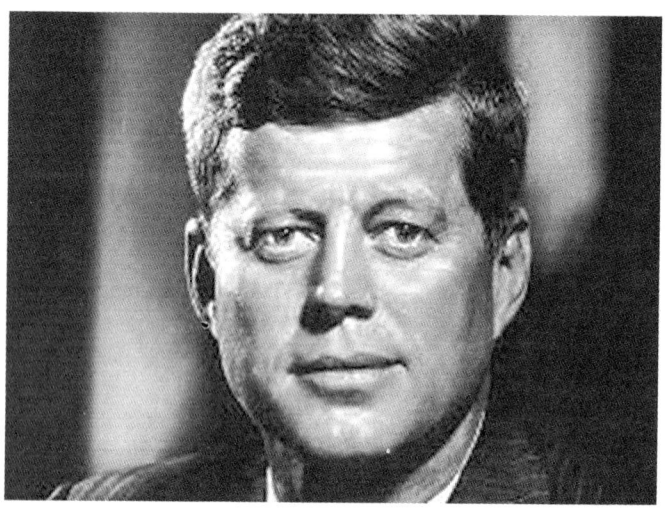

அமெரிக்க ஜனாதிபதி கென்னடிக்கு
அல்சரரேடிவ் கொலைடிஸ்

அறுவை முறைகள்

பெருங்குடல் நீக்கம் செய்து, கடைச் சிறுகுடல் மலக்குடல் இணைப்பு ஏற்படுத்துவது. இச்சிகிச்சைகள் தற்பொழுது எல்லா நோய் அறுவை நிபுணர்களாலும் பாதுகாப்பாகச் செய்யப்படுகிறது.

15. கிரான்ஸ் நோய்

மாதக்கணக்கில் வயிற்றுப்போக்கு, வயிற்றுவலி. வயிற்றுப்போக்கு போனபிறகு வலி நின்றுவிடும். இந்நிலையில், கிரான்ஸ் நோயை சந்தேகியுங்கள்.

1932-ஆம் ஆண்டு கிரான்ஸ் என்பவர் நோய் கடைச் சிறுகுடலில் ஏற்படுவதாக விவரித்தார். ஆனால், குடலில் எப்பகுதியிலும் இந்நோய் ஏற்படலாம் என்பது பின்னர் மெய்ப்பிக்கப்பட்டது. மேலை நாடுகளில் அதிகமாகவும், ஆசிய, ஆப்பிரிக்க நாடுகளில் குறைவாகவும் காணப் படுகிறது. அமெரிக்காவில் யூதர்களுக்கு அதிகம் காணப்படுகிறது. அனைத்து வயதுக்காரர்களையும் இது பாதித்தபோதிலும், குமரப் பருவத்தில் அதிகமாக ஏற்படுகிறது. பரம்பரையாகவும் இந்நோய் ஏற்படுகிறது.

கிரான்ஸ் நோய் மற்றும் புண்ணாகும் பெருங்குடலழற்சி நோய் (அல்சரேட்டிவ் கோலைடிஸ்) இரண்டுமே செரிமானப் பாதையில் குறிப்பற்ற அழற்சியை ஏற்படுத்தும் நோய்களாகும். கிரான்ஸ் நோய் செரிமானப் பாதையில் வாயிலிருந்து ஆசனவாய் வரை எங்கும் ஏற்படலாம்.

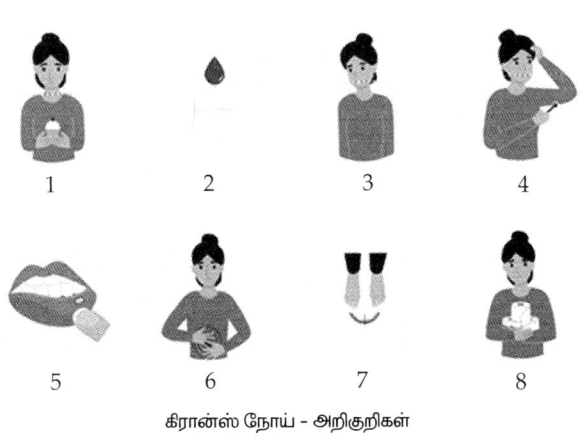

கிரான்ஸ் நோய் - அறிகுறிகள்

1) பசியின்மை
2) மலத்தில் இரத்தம்
3) களைப்பு
4) காய்ச்சல்
5) வாய்ப்புண்
6) வயிற்று வலி
7) எடை குறைவு
8) வயிற்றுப்போக்கு

காரணங்கள்

குறிப்பிட்ட நுண்கிருமிகள் ஏதும் இதன் காரணமாக உறுதிப் படுத்த முடியாவிட்டாலும், நோய் கண்டவர்களில் பெரும்பாலோர்க்கு இ. கோலை பாக்டீரியா இருப்பது கண்டுபிடிக்கப்பட்டுள்ளது. இந்நோய் பரம்பரையாகவும் ஏற்படுகிறது. அல்சரேட்டிவ் கோலைடிஸ் போல இதுவும் ஒரு புற்றுநோய் முன்னோடியாகவும் அமைகிறது. 10-15 விழுக்காடு நோயாளிகளுக்கு நோய் மரபியல் காரணிகளால் ஏற்படுவதாக அறியப்படுகிறது.

கிரான்ஸ் நோய், புகைபிடிப்பவர்களுக்கு மூன்று பங்கு கூடுதலாக ஏற்படுகிறது. இந்நோய், மூட்டுவாத நோயுடன் இணைந்து ஏற்படுகிறது.

நோய்க் குறியியல்

குடலைச் சுருக்கும் அழற்சியுடன் சளிப்படலத்தில் புண் ஏற்படுகிறது. வழக்கமாக, கடைச்சிறுகுடலின் கடைப் பகுதியில் தோன்றி, சிறுகுடலில் 30 செமீ வரை காணப்படும் என்றாலும், 5 செ.மீ லிருந்து 1.2 மீட்டர் வரையும் பரவி தோன்றக்கூடும். திடீர் நோயின் போது குடல் பெருத்து சிவப்பு கலந்த கத்திரிப்பூ நிறமாக நார்த்திசு திரவ வெளிப்பாட்டோடு காணப்படும். நோய்ப்பகுதி, சிறிது தூரம் விட்டு விட்டுத் தோன்றும். சிறுகுடல், பெருங்குடல் இரைப்பை, ஆசனவாய் ஆகிய அனைத்து பகுதியிலும் நோய் காணப்படுவதால் இது குடற்பகுதி அழற்சி என்றழைக்கப்படுகிறது.

அறிகுறிகள்

திடீர் நோய் 5% நோயாளிகளுக்கு ஏற்படுகிறது. கிட்டத்தட்ட குடல்வால் திடீர் அழற்சி போன்று தோன்றினாலும், நோய் ஏற்படுமுன் அனைத்து நோயாளிகளுக்கும் வயிற்றுப்போக்கு ஏற்படும்.

மாதக்கணக்கில் அல்லது ஆண்டுக்கணக்கில் லேசான வயிற்றுப்போக்கு தொடர்ச்சியாகவோ அல்லது விட்டு விட்டு வயிற்று வலியுடனோ இருக்கலாம். மலங்கழிப்பதால் வயிற்றுவலி நின்று விடும். விட்டு விட்டு காய்ச்சல் சுமார் 37.2^{0} செ. அளவில் ஏற்படலாம். வயிற்றின் இடப்புறம் வலியுடனான கழலை பரிசோதிக்கும்போது தெரியவரலாம். சுமாரான இரத்தச்சோகையும் ஏற்படும். மலத்தில் வெளியில் தெரியாத அளவு இரத்தமும் செரிக்காத கொழுப்பும் காணப்படும். ஆரம்பத்தில் ஆசனவாயில் சீழ்க்கட்டி தோன்றலாம். ஆசனவாய்ப்புரை சீழ்க்கட்டி போன்றவை இந்நோயில் பெரும்பாலும் ஏற்படும்.

இந்நோயின் பக்கவிள்ளவாக நாட்பட்ட அல்லது திடீர் குடல் அடைப்பு போன்ற அறிகுறிகள் தோன்றும். நாட்பட்ட அழற்சியில் குடல் குறுக்கம் ஏற்படும்.

சில சமயங்களில் குடல் ஒன்றோடொன்று ஒட்டிக்கொள்வதால் பொதுவாக குடல் ஓட்டை ஏற்படும். கெட்டியாக ஒட்டிய நிலையில் சீழ்க்கட்டி உட்புரை போன்றவை ஏற்படும்.

உட்புறமாக, மலக்குடல் அருகிலும் அல்லது சிறுநீர்ப்பையின் வலப்புறமும் ஒட்டிக்கொண்டு புரை ஏற்படுத்தலாம். இதுபோன்ற புரை இந்நோயை உறுதிப்படுத்துகிறது.

வெளிப்புறமாகப் புரை முன்பு அறுவை செய்த தழும்பில் தோன்றும். (எ.கா.) குடல்வால் நீக்கம்.

பேரியம் எக்ஸ்ரே

கடைச் சிறுகுடல் முடிவில் சுருக்கத்தின் காரணமாக கயிறு போன்ற குறி

எக்ஸ்ரே சோதனை

சிறுகுடல், குடல் கழுவும் சோதனை (Small Bowel Enema)

பேரியம் உட்கொண்டு எடுக்கப்பட்ட படத்தில் குடல் அலைவு குறைவாக அல்லது அற்றுக் காணப்படும். குடல் குறுக்கம் ஏற்பட்டு, பேரியம் உள்ள குறுக்குப்பகுதி நூல் போன்று தோன்றும். குடற் சுவற்றில் தோன்றும் வெடிப்புகளில் பேரியம் நிரம்பி, ரோஜாமுள் தோற்றமும் ஏற்படும்.

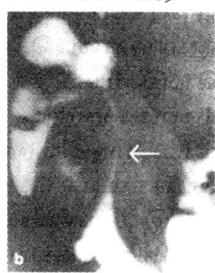

பெருங்குடல் உள்நோக்கி

பெருங்குடலில் விட்டு விட்டுப் புண்கள் தோற்றமளிக்கும் பெருங்குடலில் குறுக்கம் இருப்பின், புற்றா என சந்தேகிப்பது அவசியம்.

மருத்துவம்

ஆரம்ப காலத்தில், மருந்து கொடுத்து சிகிச்சை மேற்கொள்ளப் படுகிறது. படுக்கை ஓய்வு, உயர்புரத உணவு, வைட்டமின், இரும்புச் சத்து, இரத்தம் ஏற்றுதல் ஆகியவை முக்கியமானவையாகும். மருந்தாக எதிர்உயிர் மருந்து, சாலசோபைரின், பிரட்னிசோலோன் ஆகியவை கொடுக்க வேண்டும்.

அறுவைசிகிச்சை செய்யவேண்டிய நிலைகள்

நோயை அறுவைசிகிச்சை மூலம் அகற்றிவிடலாம் என்பது சரியான கருத்தல்ல. ஆகவே, நோயின் கேட்டிற்கே அறுவைசிகிச்சையைக் குறிக்கோளாகக் கொள்ள வேண்டும்.

மருந்துகளினால் நோய் கட்டுப்படாத நிலை, குடல் அடைப்பு, இரத்த ஒழுக்கு, புரை, குடல் ஓட்டை, புற்றாக மாறும் நிலை, ஆசனவாயைச் சுற்றிய நோய் தீவிர குடலழற்சி ஆகியவையாகும்.

சில சமயம், இந்நோய் தானாகக் குணமடையும். பெரும்பாலான நேரம் நாட்பட்ட நோயாக மாறும். அனைத்து வகை அறுவை சிகிச்சைகளுக்குப் பிறகும் நோய் திரும்பத் தோன்றக்கூடிய வாய்ப்பு அதிகம் உள்ளது. பாதிக்கப்பட்ட பகுதி நீக்கம் (வலப்புறப் பெருங்குடல் நீக்கம்) குறுகிய பகுதியை நீளமாக வெட்டி குறுக்காகச் சரிசெய்வது; பெருங்குடல் முழுமையும் எடுத்து சிறுகுடலை ஆசனவாயோடு இணைப்பது போன்ற அறுவைசிகிச்சைகள் செய்யப்படுவதுண்டு.

16. குடல் அமீபியாசிஸ் - சீதபேதி

“கையேந்தி பவனில் உணவு, தேர், திருவிழாக்களில் திறந்த வெளியில் உணவருந்துவது, மது அருந்திவிட்டு ‘சால்னா’ கடைகளில் சாப்பிடுவது போன்றவைகளுக்குப் பிறகு, வயிறு வலித்து சீதமும், இரத்தமும் கலந்த மலம் வெளிவந்தால் - அமீபியாசிஸாக இருக்கக் கூடும்.”

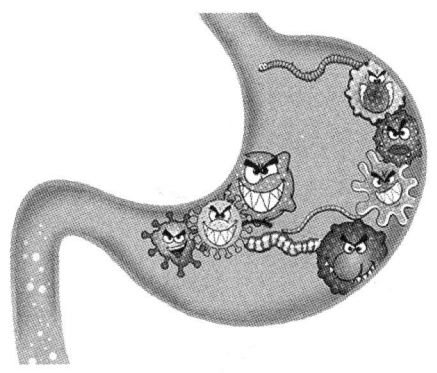

ஒரு செல் உயிரினமான அமீபாவினால் (என்டமீபாஹிஸ் டோலைடிகா) ஏற்படும். குடல் அழற்சிக்கு குடல் அமீபியாசிஸ் என்று பெயர். இந்நோய் வெப்பப் பிரதேசங்களில் மட்டுமல்லாமல் உலகம் முழுவதும் காணப்படுகிறது.

ஒட்டுண்ணியின் வாழ்க்கைச் சுழற்சி

அமீபா குடலில் ஒட்டுண்ணியாக வாழ்கிறது. மற்ற உயிரினங்களைப் போலல்லாமல், இது இரண்டாகப் (மைடோசிஸ் முறையில்), பிரிந்து புதிய அமீபா உருவாகிறது. செயலாக்கமுள்ள அமீபா, குடல் சளிப்படலத்தில் இரத்தச் சிவப்பணுக்கள் மற்றும் செல்களை உண்டு உயிர் வாழ்கிறது. நோய் ஏற்படுத்தத்தக்கவை அங்கிருந்து குடல் சுவரின் உட்பகுதியை அடைகிறது. பிறகு சளிப்படலத்தைத் துளைத்துக்கொண்டு வெளியேறி, குடலில் அமீபிக் புண்ணை ஏற்படுத்துகிறது. இப்புண்ணில் சிஸ்ட் உண்டாகிறது. இது, மலத்துடன் வெளியேறி புற உலகைக் காண்கின்றன. கூடு இருப்பதால் இவை புற உலகால் பாதிக்கப்படுவதில்லை. பிறகு, இவை நீரில் கலந்து

மறுபடியும் மனித உடலுக்குள் செல்கின்றன. முக்கியமாக, குடிநீர் மூலம்தான் இந்நோய் பரவுகிறது.

நோய்க் குறியியல்

இப்புண்ணிலிருந்து இரத்தமும் சளியும் வெளியேறுகிறது. சிலருக்குப் பெருங்குடல் முழுமையும் புண் ஏற்பட்ட போதிலும் பெரும்பாலும் 75% பேருக்கு பெருங்குடலிலும், மலக்குடலிலும்தான் புண்ணாகும்.

மலப் பரிசோதனை

நோய் நாடலிலேயே பெரும்பாலான நோயாளிகளை நிச்சயித்து மருத்துவம் செய்ய, பலன் கிடைக்கும். வயிற்றில் ஏற்படும் எந்த வலிக்கும் அமீபா கொல்லி மருந்து கொடுப்பது என்கிற அளவு இது அதிகமாகக் காணக் கிடக்கிறது. பெரும்பாலும் திரும்பத் திரும்ப செய்யும் மலப் பரிசோதனை போதுமானது.

அறிகுறிகள்

வயிற்றுக் கடுப்புடன்கூடிய வயிற்றுப்போக்குதான் ஒரே அறிகுறி யாகும். ஆனால், அறுவை மருத்துவருக்குப் பல சந்தேகங்களைத் தோற்றுவிக்கும் பல்வேறு முகங்களைக் கொண்ட நோய் இது.

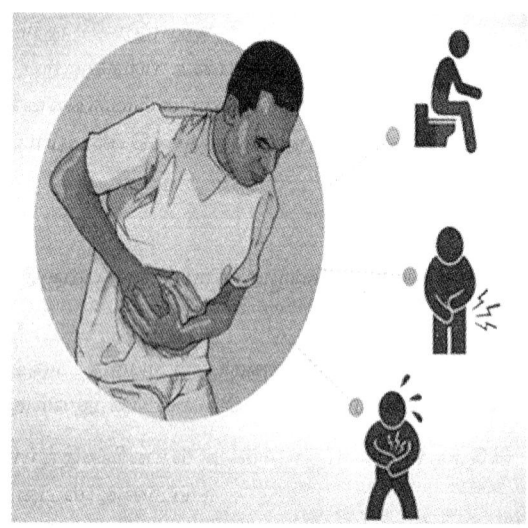

குடல் அமீபியாசிஸ் அறிகுறிகள்

1) வயிற்றுப் போக்கு
2) வயிற்று வலி
3) குடல் அடைப்பு

குடல்வால் அழற்சி

பூமத்திய ரேகைப் பிரதேசங்களில் வாழும் மக்களுக்கு ஏற்படும் திடீர் வயிற்றுவலிக்கு முக்கிய காரணம் அமீபியாசிஸ். இது குடல்வால் அழற்சி, போன்று தோன்றும். அமீபியாசிஸ் நோயின் வயிற்றின் இடப்புறமும் அதற்கு இணையாக வலியும் தோன்றும்.

அதிக இரத்த ஒழுக்கு

சில சமயம், அமீபா அதிகப்படியான இரத்த ஒழுக்கை ஏற்படுத்தும். இது, மலக்குடலில் ஏற்படும் புண்ணிலிருந்து வெளியாகும்.

அமீபா கட்டி

சில சமயம், அதிக அளவில் குடலில் தாக்கும்போது அவை ஒன்றிணைந்த வீக்கம் ஏற்பட்டு, கட்டியாக உருப்பெறுவதுண்டு. இது வலப்புறத்தில் இருக்கும்போது, குடல்வால் கட்டியிலிருந்து வேறுபடுத்துவது சிரமம்.

நார்த்திசு குடல் குறுக்கம்

அமீபியாசிஸ் புண் ஆறும்போது, நார்த்திசு குடல் குறுக்கம் ஏற்படுவதில்லை. இருப்பினும் நார்த்திசு தோன்றி குடல் குறுக்கம் ஏற்படும் வாய்ப்பு இல்லையென்று கூற முடியாது.

குடல் அடைப்பு

நோயின் காரணமாகத் தோன்றும் குடற்சுவர் அழற்சியாலும் குடற்சுவற்றைச் சுற்றி தோன்றும் அழற்சியாலும், கட்டி தோன்றுவதனால் ஏற்படும் ஒட்டுதலினாலும் ஏற்படும்.

சீழ்க்கட்டி

பெருங்குடலைச் சுற்றியும், ஆசனவாயைச் சுற்றியுள்ள பகுதியிலும் குடலில் ஓட்டை, தொற்று ஏற்படுவதன் மூலம் இவை ஏற்படும். சில சமயம் ஆசனவாயில் புரை தோன்றும்.

சோதனைகள்

1. மலப் பரிசோதனை

மூன்று முறையாவது திரும்பத் திரும்பச் செய்து, உறுதிப்படுத்த வேண்டும். அமீபா அல்லது கூடுடன்கூடிய அமீபாவைக் கொண்டு நிச்சயிக்கலாம்.

2. பேரியம் எனிமா

பேரியம் சல்பேட் மாவைத் தண்ணீரில் கரைத்து ஆசனவாய் வழியாக எனிமா கொடுத்து, குறிப்பிட்ட இடைவெளியில் எக்ஸ்ரே

எடுத்துப் பரிசோதிக்கும் முறை இது. பொதுவாக அரைமணி நேரத்திலிருந்து ஒரு மணி நேரத்திற்குள் இந்தப் பரிசோதனை முடிந்துவிடும்.

3. உள்நோக்கி

மலக்குடலை உள்நோக்கி மூலம் பரிசோதித்து, திசுப் பரிசோதனை மூலம் நிச்சயிக்கலாம்.

மருத்துவம்

1. மெட்ரோனிடசோல் இந்நோய்க்கு உதவும்.

17. டைபாய்டு காய்ச்சல்

கண்ட இடத்திலும் தண்ணீர் குடிக்கவேண்டாம்

டைபாய்டு காய்ச்சல், முக்கியமாக 'சால்மோனெல்லா டைஃபி' என்னும் நோய்க்கிருமியினால் ஏற்பட்டாலும் மற்ற சால்மோனெல்லா கிருமியினாலும் ஏற்படலாம். வெப்ப நாடுகளில் மிக அதிகமாகக் காணப்படும் நோய்களில் இதுவும் ஒன்று. இந்நோய், நீர் மூலம்

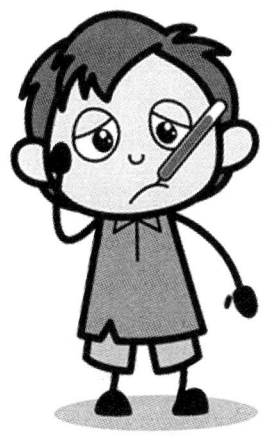

பரவுகிறது. சுற்றுப்புறச் சுகாதாரம் மிகக்குறைவாக உள்ள மற்றும் சமூகப் பொருளாதாரம் பின்தங்கிய பகுதிகளிலும் இந்நோய் மிகுதி யாகக் காணப்படும். இந்தியாவிலும், இலங்கையிலும் ஒரு லட்சத்தில் 100-200 என்ற அளவில் காணப்படுகிறது. இதில் 50% குழந்தைகளைப் பாதிக்கிறது. வட இந்தியாவில் மே, அக்டோபர் மாதங்களிலும், தென் இந்தியாவில் ஜூலை-டிசம்பர் மாதங்களிலும் அதிக விழுக்காட்டில் காணப்படுகிறது. நோய்த் தாக்குதல் ஆண்டுக்காண்டு 5% உயர்கிறது.

நோய்க் குறியியல்

இந்நோய், மிகுதியாக ஊட்டச்சத்து குறைந்த குழந்தைகள், நோய் எதிர்ப்பாற்றல், சுகாதாரம் குறைந்த இடங்களில் வசிக்கும் குழந்தை களைப் பெரிதும் பாதிக்கிறது. பெரும்பாலும் ஈ மூலமாக தொற்று ஏற்பட்டு, உட்கொள்ளும் நீர் மற்றும் உணவுப் பொருட்கள் மூலமாக

நோய்க்கிருமி குடலை அடைகிறது. காய்ச்சாத பால், ஐஸ்கிரீம், கழிவுநீரில் பயிரிடப்படும் காய்கறி மூலமும் இத்தொற்று ஏற்படுகிறது. முன்சிறுகுடலில் அவை பித்தநீரில் நன்றாக வளர்ந்து, பின் அங்கிருந்து இரத்தத்தில் கலந்து மறுபடியும் பித்தநீர் வழியாகச் சிறுகுடலை அடைகிறது. அங்கிருந்து கடைச்சிறுகுடலில் நிணநீர் திசுக்களில் தொற்றுகிறது. அங்குதான் புண் ஏற்படுகிறது.

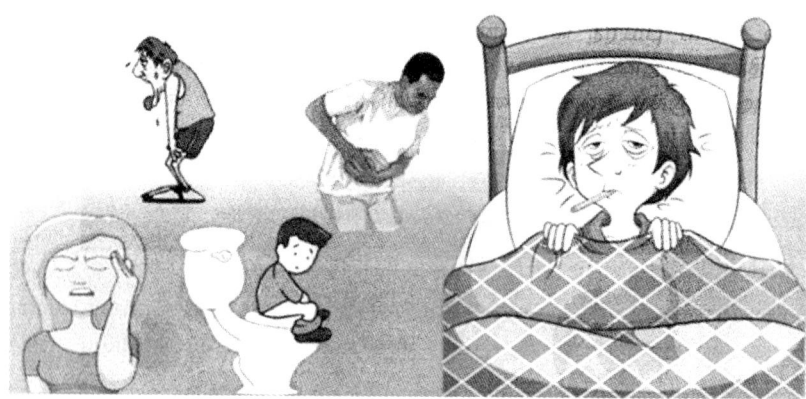

டைபாய்டு காய்ச்சல்

1) தலைவலி & காய்ச்சல்
2) வயிற்று வலி
3) வயிற்றுப் போக்கு
4) களைப்பு

நோயினால் ஏற்படும் விளைவுகளும் கோளாறுகளும்

1. நச்சுத்தன்மை இரத்தத்தில் கலந்து, உடல் முழுவதும் பரவி கல்லீரல் அழிவு ஏற்படும். பித்தப்பை அழற்சி தோன்றி ஓட்டை விழும். சிலர் டைபாய்டு கிருமியுடனே வாழ்வார்கள்.

2. குடலில் தொற்று ஏற்பட்டபின், அவ்விடம் சிவந்து, கன்றிப் போய் காணப்படும். அது, நாளடைவில் டைபாய்டு கிருமிகளாகக் காணப்படும். இதனால் அவ்விடத்தில் நச்சு உண்டாகி இரத்தக்குழாய் அடைப்பு ஏற்பட்டு திசுக்கள் சேதம் அடையும். இவ்விளைவினால் குடல் புண்ணும், சில சமயங்களில் குடல் ஓட்டையும் ஏற்படும்.

அறிகுறிகள்

காய்ச்சல் பொதுவான அறிகுறியாகும். அறுவை மருத்துவத்தைப் பொறுத்தவரை குடலில் ஏற்படும் ஓட்டை மற்றும் அதன் விளைவுகள் பெரும்பாலும், நோய் ஏற்பட்ட மூன்றாவது வாரத்தில் தோன்றும்.

டைபாய்டு நோயாளிகள் இக்காலக் கெடுவிற்குப் பிறகு திடீரென்று தாங்கமுடியாத வலிக்குள்ளாவார்கள். ஆனால் வயிறு உப்பியும், தொடும்போது வயிறு விறைத்தும் காணப்படும். பொதுவாக, காய்ச்சல் இருக்கும் நோயாளிக்கு அதிகரிக்கும். டைபாய்டு நோயாளிகளுக்கு நாடித்துடிப்பு குறைவாகக் காணப்படும்.

நோயாளிக்கு எக்ஸ்ரே படம் வயிற்றுப் பகுதியை எடுத்துப் பார்ப்பது அவசியம். இரண்டு வாரங்களுக்கு மேல் வைடால் பரிசோதனை மூலம் நோயை நிச்சயிக்கலாம். குளோரோம்ஃபினிகால் காய்ச்சல் ஆரம்பித்த பின் கொடுத்திருந்தால், இரத்தப் பரிசோதனையில் கண்டுபிடிப்பது கடினம். இந்நோயின் பக்கவிளைவாக சிறுகுடலில் ஓட்டை, இரத்த ஒழுக்கு ஏற்படலாம்.

18. வயிற்றுக் காசநோய் - தமிழ்நாட்டில் அரிதல்ல!

காசநோய் (டுபர்க்குளோசிஸ்) நுரையீரலில்தான் வரவேண்டும் என்பது கிடையாது இந்நோய் தோல், எலும்பு, மற்றும் வயிற்றினுள் உள்ள பல உறுப்புகளையும் தாக்கக்கூடும். தமிழகத்தில் வறுமைக் கோட்டிற்குக் கீழிருப்பவர்களை இது தாக்கி வயிற்றுப் போக்கை

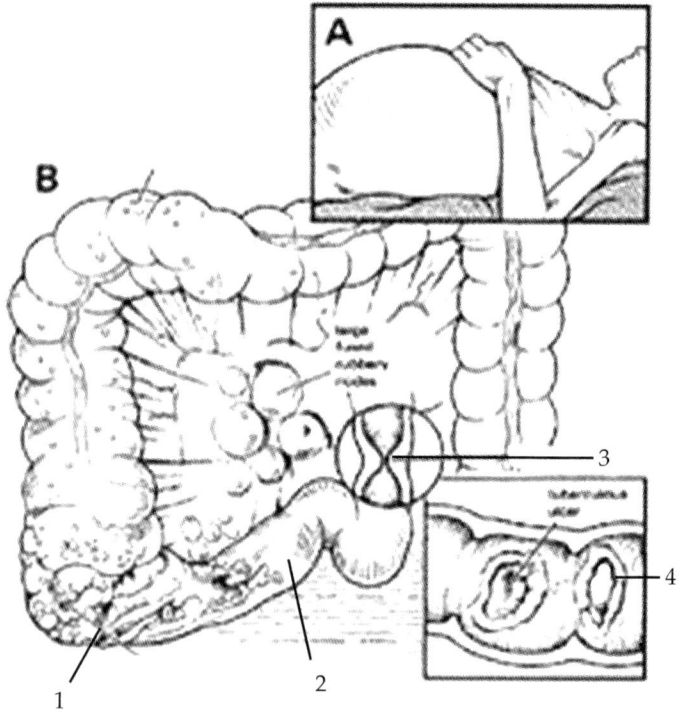

வயிற்றுக் காசநோய்

A) பெருத்த வயிறு
1) முத்து முத்தாக குடல் மேல் காணப்படும்
2) சீக்கம் தடித்துக் காணப்படும்
3) கடைச் சிறுகுடல் குறுக்கம்
4) கடைச் சிறுகுடல் புண்

ஏற்படுத்தவல்லது. ஆகவே தமிழ்நாட்டில் நாட்பட்ட வயிற்றுப்போக்கின் பொழுது காசநோயை சந்தேகிக்கவேண்டியது அவசியமாகிறது.

காசநோய், உடலின் அனைத்துப் பகுதிகளையும் தாக்கவல்லது. உலகில் ஆண்டுக்கு 30 லட்சம் பேர் இந்நோயினால் மரணமடைகிறார்கள். இதில் அதிக விழுக்காடு ஆசியாவில்தான் காணப்படுகிறது. என்றாலும் குறிப்பாக இந்தியாவில் சுமார் 5 லட்சம் பேர் மரணமடைகிறார்கள். புரதச்சத்துக் குறைவு, சுகாதாரக் குறைவான சுற்றுச்சூழல், நெருக்கமான குடியிருப்பு, கண்ட இடத்தில் எச்சில் துப்புதல் ஆகியவை இந்தியாவில் அதிகமாக இந்நோய் ஏற்படுவதற்கான காரணங்களாகும். நீரிழிவு போன்ற உடல் முழுதும் தாக்கும் நோய்கள், காசநோயினை ஊக்குவிக்கும் அபாயம் கொண்டவை. நேரடியாகச் சூரிய ஒளி பரவுதல் ஓரளவு நோய்க் கிருமிகளை அழிக்கும். ஒரு மாதம் சூரிய வெளிச்சம் இல்லாமல் இருக்குமானால், இந்நோயால் இந்தியாவே பாதிக்கும் என்பது உண்மை.

வயிற்றுக் காசநோய் என்பது குடல், வயிற்று நிணநீர் மண்டலம் ஆகியவற்றில் உண்டாகும் நோய். இந்நோயாளிகள் அனைவருக்கும் நுரையீரல் காசநோய் ஏற்படுவதில்லை என்றாலும் 15-20% பேருக்கு நுரையீரல் நோய் காணப்படுகிறது.

இரைப்பை

வயிற்றுக் காசநோய் இரைப்பையில் 2-4% ஏற்படுகிறது. வயிற்றுப் புண் போன்ற அறிகுறிகளுடன் தோன்றும். சிலருக்கு வயிற்றுப்புண் ஆறி ஏற்படும் முன்சிறுகுடல் அடைப்பு போல, வயிற்றுவலி, வாந்தி, மலச்சிக்கல், வயிற்றில் தெரியும் சிறுகுடல் அலைவினால் வயிற்றில் இரைச்சல் ஆகியவை தோன்றும். 15-35 வயதினரை இந்நோய் அதிகமாகத் தாக்கும். இரைப்பை அமிலம் குறைந்து காணப்படும். பேரியம் படம், புற்றுநோய் போன்று தோற்றமளிக்கும்.

முன்சிறுகுடல்

நாட்பட்ட நோய் முன்சிறுகுடல் அடைப்பு போல் தோன்றும். நிணநீர்க் கழலை வீங்கி அழுத்தம் ஏற்படுவதாலும், குடலில் சுருக்கம் ஏற்படுவதாலும் குடல் அடைப்பு ஏற்பட்டு, வாந்தியில் பித்தநீர் கலந்து வரும். இளம் வயதினரான நோயாளிகள் மாலை நேர காய்ச்சல், பசியின்மை, உடல் மெலிவு ஆகியவற்றுடன் காணப்படுவார்கள்.

கடைச்சிறுகுடல் மற்றும் சீக்கம் (ஏறுபெருங்குடலின் கீழ்ப்புறம்)

வயிற்றுக் காசநோயால் அதிகம் பாதிக்கப்படுவது கடைச் சிறுகுடல், சீக்கம் ஆகிய பகுதிகளே கட்டியாகவும் தோன்றும். உடலின் எதிர்ப்புச் சக்தியைப் பொறுத்து இவை வேறுபடும்.

அறிகுறிகள்

பசியின்மை, களைப்பு, மாலையில் காய்ச்சல், வயிற்றுவலி, தொடர்ந்து வயிற்றுப்போக்கு போன்றவை உண்டாகும். வயிற்றை அழுத்தினால் லேசான வலி மற்றும் மாவில் கைவைப்பது போன்ற உணர்வும் ஏற்படும். இந்நோயாளிகளுக்கு, நுரையீரல் காசநோய் தீவிரமாகவும் இருக்கலாம். இதுவே, வயிற்றுக் காசநோய் ஏற்பட ஏதுவாக அமைகிறது. இவர்களுக்குக் கழுத்து நிணநீர்க் கழலையும் சில சமயம் வீங்கிக் காணப்படும்.

வயிற்றின் கீழ்ப் பகுதியில் வலப்புறம் கட்டியாக, சீக்கத்தில் நோய் தோன்றிய நிலையை வயிற்றுப் பரிசோதனையில் அறிய முடியும்.

இந்நோயாளிகளுக்கு 35-80% தீவிரம் குறைந்த குடல் அடைப்பு ஏற்படும். அப்பொழுது வயிறு உப்பி, வாந்தி, வயிற்றுவலி ஏற்படும். நாட்பட்ட நிலையில், நார்த்திசு அதிகமாகித் திடீர் குடல் அடைப்புகூட ஏற்படும். மேலும் 2.5-5% நோயாளிகளுக்குக் குடலில் ஓட்டை உண்டாகும்.

பரிசோதனைகள்

இரத்த அணு படிதல் (E.S.R.) அதிகரிக்கும், இரத்தசோகை, புரதக் குறைவு ஏற்படும். வயிற்றுப் படலத்தில் குடல் விரிவடைந்து காணப்படும். பேரியம் எனிமாவில் குடல் குறுகி, நீளம் குறைந்தும் காணப்படும். சீக்கத்தில் முழுவதும் பேரியம் நிரம்பாது, சில சமயம் புற்றுநோய் போல தோற்றம் ஏற்படும். குடல் உள்நோக்கியும் (காப்சியூல் என்டாஸ்கோபியும்) இந்நோயை அறிய உதவும்.

நோய்க்குறியியல்

இந்நோயை மனித வகை நுண்ணுயிர்களே ஏற்படுத்துகின்றன. இவ்வுயிரிகள் உணவின் மூலமாகவோ, நுரையீரல் நோய் உள்ளவர்கள் சளியை விழுங்கும்போதோ குடலை அடைகின்றன. இரத்தத்தில் கலந்த நுண்ணுயிர், நிணநீர்க் கழலையை அடைந்து நோயை ஏற்படுத்தும். நோய் எதிர்ப்பு சக்தி குறைந்தவர்களுக்கு நோய் வேகமாகப் பரவுவதால் புண்ணாகவும், எதிர்ப்புத் தன்மை அதிகம் உள்ளவர்களுக்குக் கட்டியாகவும் தோன்றும்.

குடல் காசநோய் பெரும்பாலும் கடைச்சிறுகுடலும், சீக்கமும் இணையும் இடத்திலேயே தோன்றுகிறது.

வயிற்றுறை அழற்சி காசநோயின் சிக்கல்கள்

பெண்களுக்கே அதிகமாக 21-30 வயதில் ஏற்படுகிறது. காசநோய்க்கான அறிகுறிகளோடு வயிற்று வலி, மாதவிலக்கு நின்றுபோதல் ஆகியவற்றுடன் வீக்கமும் ஏற்படும்.

திடீர் அழற்சி

குடல்வால் அழற்சி போன்ற திடீர் தீவிர நோய் போல் தோன்றும். சில சமயம் அறுவை செய்யவேண்டிய அவசியம் ஏற்படும். அப்படி அறுவை செய்ய நேர்ந்தால், குடல்வால் நீக்கம் செய்யக் கூடாது.

நாட்பட்ட அழற்சி

நாட்பட்ட மகோதர நீர்வகை, பையிலடைத்த வகை, நார்த்திசு வகை, சீழ் வகை என நால்வகைப்படும்.

இவ்வகை நோய் மற்றும் தொற்றுக்கேற்ப வேறுபடும் குடல்தாங்கி யிலுள்ள நிணநீர்ச் சுரப்பிகளை நோய்க்கிருமி தாக்கும்போது, அவற்றில் அழற்சி ஏற்படும். இதனால் அவை வீங்கி வயிற்றில் வலி ஏற்படுத்தும். நாட்பட்ட வயிற்றுவலிக்கு இதுவும் ஒரு காரணமாகும். இவை சீழ்க்கட்டியாக மாறும். அப்போது சீழ் இருந்த போதிலும், வழக்கமான அழற்சிக்குண்டான அறிகுறிகள் இல்லாததால் இவை குளிர் சீழ்க்கட்டிகள் (cold abscess) என்றழைக்கப்படுகின்றன.

கல்லீரலில் இதன் வேலைத்திறன் பாதிக்கப்படுவதுடன், கொழுப்பாதலும் திசு அழிவும் ஏற்படுகிறது. அமீபா கட்டி போல அழற்சியுடனான ஈரல் கட்டி, வெள்ளை நிறமாக ஒன்றுக்கு மேற்பட்டும் காணப்படும். இவற்றில் சீழ் ஏற்பட்ட மாற்றங்களும் காணப்படும்.

பேரியம் எக்ஸ்ரே சோதனை

1. குடலில் புண் உள்ள போது கடைச்சிறுகுடல், சீக்கம் மற்றும் பெரும்பாலான ஏறு பெருங்குடல் ஆகியவற்றில் பேரியம் இராது.
2. குடல் தடித்து, கடைச்சிறுகுடல் மற்றும் சீக்கத்தைத் தாக்கி, தடிக்கச் செய்து குறுகலாக்கி விடும்.

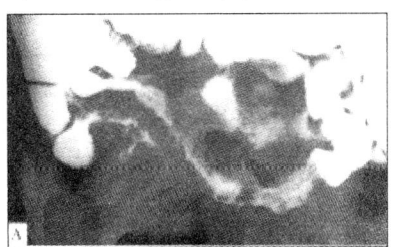

காசநோயில் கடைச் சிறுகுடல் குறுகி காணப்படுகிறது

வயிற்றுக் காசநோய் மருத்துவம்

1. மருந்துகள்
2. அறுவைசிகிச்சை

மருத்துவத்திற்குப் பின்பு முழுவதுமாகக் குணமாகி பழைய நிலையை அடைந்து காணப்படுகிறது

1. மருந்துகள்

1. ஐசோநியாசிட்
2. ஸ்ட்ரெப்டோமைசின்
3. ரிஃபாமைசின்
4. எதாம்புடால்
5. பைரசினமைடு

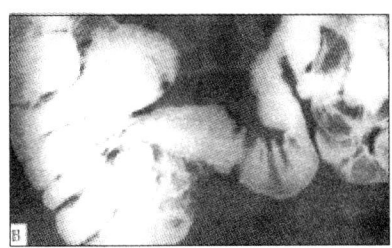

மேற்கூறிய மருந்துகள் காசநோய்க்கு உகந்தவை. இவை அனைத்துமே சிறந்த மருந்து எனினும் தனியே கொடுக்கும்போது சிறந்த பயனளிக்க முடியாமல் மருந்து எதிர்ப்பு நுண்ணுயிர்களை உண்டாக்குகின்றன. எனவே காசநோய்க்குக் கூட்டு மருந்து சிகிச்சையே சிறந்ததாகக் கொள்ளப்படுகிறது. மூன்று அல்லது நான்கு மருந்து களைக் கூட்டாகச் சேர்த்து 6 முதல் 9 மாதம் வரை கொடுக்க வேண்டும். அறுவைக்குத் தேவையற்ற நோய்க்கு இவ்வகை மருத்துவம் சிறந்தது. தமிழ்நாட்டில் காசநோய் ஒழிப்புத் திட்டத்தின் கீழ் அரசு மருத்துவமனைகளில் சிறந்த மருந்துகள் நோய்க் கண்காணிப்புடன் நடைபெறுகிறது.

சில சமயம், நோய் இன்னதென்று அறியமுடியாமல் அறுவை செய்ய வேண்டி வரும். அறுவைக்குப் பிறகு கண்டுபிடிக்கப்படும் போது திசுச்சோதனைக்குப் பின்னரே மருத்துவம் செய்ய வேண்டும்.

2. அறுவைசிகிச்சை - அவசியங்கள்

குடல் அடைப்பு, கடைச் சிறுகுடல் சீக்கச் சந்திப்புக் கட்டி, குடல் ஓட்டை, முன்சிறுகுடல் அடைப்புக்குத் தேவைப்படுகின்றது.

அறுவை செய்து, பிணியுள்ள பகுதியை நீக்கிய பிறகும் காசநோய்க் கான மருந்துகளை 6-9 மாதம் வரை கொடுக்க வேண்டும்.

19. பாரம்பரிய தொங்குதசை

பாரம்பரிய தொங்குதசை ஏற்பட்ட குடும்பத்தினர், இந்நோயைப் பற்றி முழுமையாக அறிந்துகொள்ளுங்கள், மேலும் அடி வயிறு வலி, வயிற்றுப்போக்கு, கெட்டி கெட்டியாகச் சளி, இரத்தத்துடன் இருப்பினும் இந்நோயை மனதில் நிறுத்தி சோதனை செய்துகொள்வது அவசியம்.

பாரம்பரிய தொங்குதசை, பெருங்குடலிலும், மலக்குடலிலும் மிக அதிகமான எண்ணிக்கையில் கட்டிகளாக ஏற்படுகிறது. இத்தசையை, கிரிப்ஸ் என்பவர் 1882-இல் கண்டுபிடித்தார். இக்கட்டிகள் புற்று தோன்றுவதற்கான ஒரு முன்னோடி.

இவை, பெரும்பான்மையாக வளைபெருங்குடலிலும் மலக்குடலிலும் அதிகமாகத் தொங்கியபடி அல்லது படர்ந்து காணப்படுகின்றன. சில சமயம் பெருங்குடல் முழுவதும் 100-1000 வரை காணப்படும். ஆரம்பத்தில், கட்டியில் புற்றற்று இருப்பினும் சில மாதங்களிலிருந்து 4-5 ஆண்டுகளில் புற்றாக மாறக்கூடும். அப்பொழுது, இக்கட்டி பெரிதாகவும், தொட்டால் கடினமாகவும், நிறம் சற்று கருத்தும் தோன்றும். அதன்பின்னர், சில காலம் கழித்து அதில் புண் ஏற்படும்.

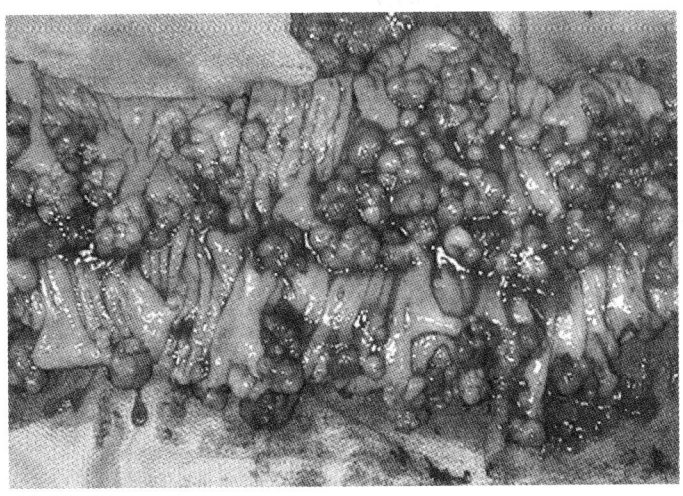

பாரம்பரிய தொங்குதசை

அடிவயிற்றுவலி, எடைகுறைவு, வயிற்றுப்போக்கு போன்ற அறிகுறிகள் குழந்தைப் பருவத்தின் கடைசியில் அல்லது குமரப் பருவத்திலேயே ஏற்படும். ஆரம்பத்தில் மலங்கழிக்கும் தடவை சற்று கூடுதலாகும். அதன் பிறகு, அதுவே சற்று கொழகொழப்பாக வெளியேறும். பிறகு வயிற்றுப் போக்குடன் சளியும் இரத்தமும் வெளியேறும். இந்நிலையில், கட்டி, புற்றாக மாறி இருக்கும். ஆனால், இவ்வறிகுறிகள் பெரும்பாலும் அல்சரேட்டிவ் கோலைடிஸ் நோயைப் போலவே இருக்கும்.

சோதனை

விரல் சோதனையில், ஆசனவாயில் சாதாரணமாக ஒன்றிரண்டு கட்டிகளைத் தொட்டு அறிய முடியும். வளைகுடல் உள்நோக்கி மூலம் பலதரப்பட்ட கட்டிகள் சிறியன, சிவப்பு, தொங்குவன ஆகியவற்றை அறியலாம். பேரியம் எனிமா படம் எடுப்பதன் மூலம் பெரிய

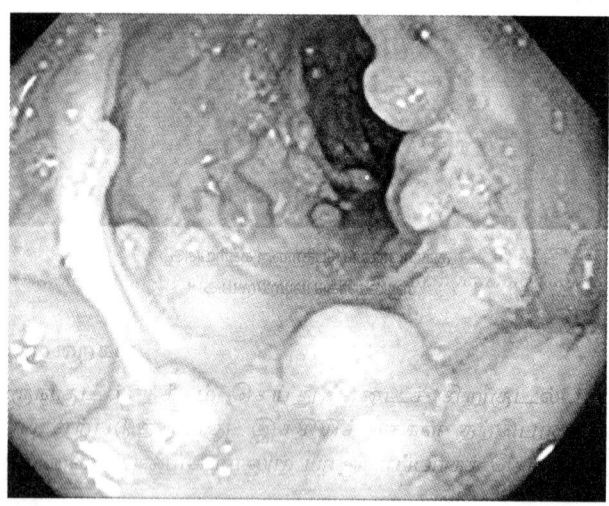

உள்நோக்கி வழியாக தொங்குதசை

கட்டிகளை அறிய முடியும். மேலும், பெருங்குடல் உள்நோக்கி மூலம் பெருங்குடல் முழுவதுமே ஆராய்ந்து, முழு அளவில் இந்நோயைப் பற்றி அறிய முடியும்.

தடுப்பு முறையும் சில புரிதல்களும்

1. இந்நோயால் வாடும் குடும்பத்தினரை 10 வயதிலிருந்து சோதனை செய்ய ஆரம்பித்து, இரு ஆண்டுகளுக்கு ஒருமுறை சோதனையை முறையாகச் செய்ய வேண்டும்.

2. தொங்குதசை ஏற்பட வாய்ப்பிருப்பவர்களுக்கு 20 வயதில் கட்டிகள் தோன்றினால், அறுவைசிகிச்சை மேற்கொள்ள வேண்டும்.

3. 20 வயதுவரை குடல் சோதனை அவசியம்.

4. இத்தசை அப்பொழுது காணப்படவில்லையெனில், இவ்வயதிற்குப் பிறகு எப்பொழுதுமே வராது.

5. 20 வயதிற்கு முன் புற்று மிக அரிது.

மருத்துவம்

மிகச்சிறிய அளவில் தொங்குதசையைப் பெருங்குடல் உள்நோக்கி உதவியுடன் சூட்டுக்கோலினால் அகற்ற முடியும். ஆனால், தொடர் சோதனை அவசியம். அறுவை தேவைப்படும்பொழுது, முழுப் பெருங்குடல் அகற்று அறுவை தேவைப்படும். அப்பொழுது, கடைச் சிறுகுடலை அடிப்பகுதி ஆசனவாயுடன் இணைக்க வேண்டும். இதில் சில கேடுகள் ஏற்படுவதால் கடுமையான நோயாளிகளைத் தவிர்த்து மற்றவர்களுக்கு மலக்குடலுடன் இணைக்க வேண்டும்.

20. பெருங்குடல் புற்று
காய்கறிகளை ஒதுக்காதீர்கள்

நார்ப்பொருள் அதிகம் உண்ணும் தமிழக மக்களுக்குப் பெருங்குடல் அரிது என்று 30-ஆண்டுகளுக்கு முன் சொல்லப்பட்டது. ஆனால், நாம் இன்று துரித உணவான நார்ப்பொருள் அற்ற உணவுகளை உண்ண ஆரம்பித்த பிறகு, இந்நோயின் விழுக்காடு கூடுதலாகக் காணப்படுகிறது. இந்நோயின் ஆரம்பத்தில் இரத்தமும், சீதமும் வெளிவரும் இவ்வறிகுறியை மூலம் என்றும், அமீபியாசிஸ் என்றும், கடைகளில் கிடைக்கும் மருந்து களை உண்டு நாட்பட்ட நிலையிலேயே மருத்துவரை நாடுகின்றனர். ஆகவே இரத்தம், சீதம், உடல் சோர்வு, சோகை நாட்பட இருப்பின் பெருங்குடல் புற்றை சந்தேகிப்பது அவசியம்.

பெருங்குடல் 1.5 மீட்டர் நீளம் உள்ளது. இது வலப்புறத்தில் ஏறுகுடலாகவும், வயிற்றின் நடுவில் குறுக்குக் குடலாகவும், இடப்புறத்தில் இறங்கு குடலாகவும், அதன் பிறகு வளைகுடலாகவும், இடுப்புக் குழியில் மலக்குடலாகவும் இருந்து ஆசனவாயாக முடிவடைகிறது.

அமெரிக்காவில் பெண்களுக்கும், ஆண்களுக்கும் ஒரே விகிதத்தில் இப்புற்று ஏற்படுகிறது. ஆண்களுக்குப் பொதுவாக 62-வது வயதில் தோன்றுகிறது. பாரம்பரிய தொங்கு தசை, அல்சரேட்டிவ் கோலைடிஸ் ஆகியவை பெருங்குடல் புற்று தோன்றுவதற்கு ஒரு காரணமாக அமைகிறது. அப்படித் தோன்றினால், அவர்கள் வாழும் நாட்களும் மிகக் குறைவு. பெரும்பாலான புற்று இடப்புறப் பெருங்குடலிலேயே சுமார் 78 விழுக்காடு தோன்றினாலும், கடந்த 10 ஆண்டுகளில் இவ்விழுக்காடு குறைந்து வலப்புறப் பெருங்குடலில் புற்று ஏற்படும் விழுக்காடு 28 லிருந்து 38 ஆக உயர்ந்துள்ளது.

புற்று ஏற்படுவதற்கான காரணங்கள்

பாரம்பரியத் தொங்குதசை நோய் 15 வயதில் ஆரம்பமாகி 30 வயதில் புற்றாக மாறி, மருத்துவம் பெறாவிடில் 35 வயதில் மரணத்தை ஏற்படுத்துகிறது. நாட்பட்ட அல்சரேட்டிவ் கோலைடிஸ் தோன்றிய 10 ஆண்டுகளுக்குப் பிறகு புற்று தோன்றக்கூடிய அபாயம் உள்ளது. அபாயமானது ஒவ்வொரு ஆண்டிற்கும் 2 விழுக்காடு அதிகரிக்கிறது.

குடும்பப் புற்றுக் கூட்டுநோய், கருப்பை, மார்பகம், பெருங்குடல் புற்று தோன்றிய குடும்பங்களில், மற்றவர்களுக்கும் புற்று தோன்றக்கூடிய ஓர் அபாயம் உண்டு. ஆகவே, அக்குடும்பத்தினருக்கு முறையான புற்று நோய் சோதனை செய்துவருதல் வேண்டும். குடும்பத்தில் நோய்க் கோளாறு உள்ளவர்களுக்கு, மற்றவர்களைக் காட்டிலும் 5 மடங்கு அதிகமாக நோய் ஏற்பட வாய்ப்புள்ளது.

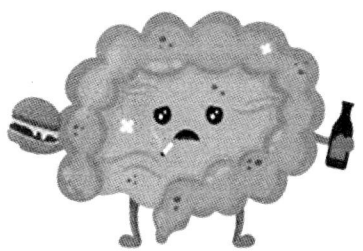

ஆகவே, குடும்பத்தில் யாராவது பெருங்குடல் புற்று நோயினால் பாதிக்கப்பட்டிருந்தால், அவர்களின் சந்ததியினர் 32-40 வயதுகளிலேயே பெருங்குடல் உள்நோக்கி (கொலோனோஸ்கோப்பி) பரிசோதனை செய்துகொள்வது நல்லது.

பெருங்குடலில் சிறுபாலிப் கட்டிகள் (Polyps) வரும்போதே அகற்றிவிட வேண்டும். ஏனெனில், இதுவே வளரும் நிலையில் புற்றாக மாற வாய்ப்பு உண்டு.

புற்று தோன்றும் இடம்

மிக அதிகமாகக் குடலில் அடிப்பகுதி, அதாவது இடுப்புக்குழி, மற்றும் மலக்குடல், வளைகுடல் இணையும் இடம் ஆகும். பொதுவாக பெருங்குடல் புற்று மிக மெதுவாகவே வளர்கிறது. புற்றை ஆரம்ப நிலையில் முழுவதும் அகற்றினால், குணம் பெற வாய்ப்பு உண்டு.

வளர்ச்சி ஒரு குறிப்பிட்ட காலத்திற்கு, குடலினுள்ளேயே நடைபெறும். குடலைச்சுற்றி சிறிதளவு நீள வாக்கிலும் பரவி, அண்மையிலுள்ள திசுக்களை ஊடுருவுவதற்கு முன்னால் குடல் அடைப்பை ஏற்படுத்துகிறது. குறிப்பாக, புண் வகைப் புற்றில் குடல் வெளிப்புறப் படலத்தைத் தாக்கிய பிறகே அருகில் உள்ள உறுப்புகளில் ஊடுருவுகிறது.

நிணநீரினால் பரவும்பொழுது, உடலின் மிக அருகில் உள்ள நிணநீர்க்கட்டி மற்றும் குடலின் பக்கத்தில் உள்ள இரத்த நாளங்களில் காணப்படும்.

இதுதவிர 30-40% இரத்த ஓட்டத்தின் வழியாகப் புற்று பரவி கடைநிலையிலேயே உண்டாகிறது. இதன்மூலம் புற்று கல்லீரலுக்குப் பரவுகிறது. சில சமயம், அறிகுறிகளில் அல்லது அறுவை முறையில் அறிவதற்கு முன்னரே கல்லீரலில் புற்று பரவி காணப்படுகிறது.

சில அறிகுறிகள் குடல்புற்றில் 50 வயதுக்கு மேல் காணப்பட்டாலும் அதற்கு முன் இளம் வயதிலும் உண்டாகிறது. மிக அரிதாகக் குழந்தை களுக்கு ஏற்படும்பொழுது பரவிய நிலையில் இருப்பதால், நோய்நாடல் கால தாமதத்துடனேயே கண்டுபிடிக்கப்படுகிறது. திசுச் சோதனையில் செல்கள் தனித்தனியாக அறிய முடியாநிலையில் குணம் அளிப்பது கடினம். 25 விழுக்காடு நோயாளிகள் குடல் அடைப்பு அல்லது வயிற்றுறை அழற்சிக்காக அவசர நோயாளியாக அனுமதிக்கப்படு கிறார்கள். 40 வயதுக்கு மேல் பெருங்குடலில் இரத்த ஒழுக்கு இருப்பின், புற்றுநோயா என அறிவது அவசியம். ஆண்களுக்கு பெண்களைவிட அதிகமாக 3:2 என்ற விகிதத்தில் தோன்றுகிறது. ஆனால், ஏறுகுடலில் பெண்களுக்குப் புற்று அதிகமாக ஏற்படுகிறது.

இடப்புறப் பெருங்குடல் புற்று
(Carcinoma of the left side of the colon)
(இறங்குகுடல் புற்று)

பொதுவாக, உடலின் இடப்புறப் பெருங்குடல் வளைகுடல் போன்ற இடங்களில் புற்றுக் கட்டிகள் வந்தால், மலம் வெளியேறும் போது இரத்தமும், சளியும் சேர்ந்தே வலியுடன் வரும். ஆனால், இதற்கு மாறாக வலப்புற பெருங்குடலில் புற்றுநோய் வந்தால், இரத்தச் சோகை ஏற்படும்; வலி இராது. உடல் எடை குறைந்துகொண்டே சென்று மூச்சிரைப்பு ஏற்படும்.

சுமார் 75% பெருங்குடல் புற்று இடப்புறமே தோன்றுகிறது. இவ்விடத்தில் மலம் கெட்டியாக உள்ளதால், 25% குடல் அடைப்பு தோன்றும்.

அறிகுறி

வயிற்றுப்புறத்தின் நடுவில் வலி விட்டு விட்டு தோன்றும். வலி தொடர்ந்து இருப்பின், பரவிய புற்று என்று பொருள்.

மலம் கழிப்பதில் மாறுபாடு

வாழ்க்கையில் தினம் ஒழுங்காக மலம் கழித்து வரும் ஒருவருக்கு குறுகிய காலத்தில் மலம் கழிப்பதில் மாறுபாடு ஏற்படும். மலம்

வெளியேறுவதில் சிரமம் ஏற்பட்டு, அதற்காக மலமிளக்கி மாத்திரை களை அதிகமாக உட்கொள்வார்கள். மிக அதிக சக்தியுள்ள மலமிளக்கி களால் வெளியேறும்பொழுது அல்லது மலம் அடைப்பினால் குடல் அடைப்பு ஏற்படுவதனால் உண்டாகும் உறுத்தலினாலும் அடைப்புக்கு மேல் சளி உற்பத்தி ஆகி, மலச்சிக்கலுக்குப் பிறகு வயிற்றுப்போக்கும் ஏற்படும்.

தொட்டால் அறியும் கட்டி

மலக்குடல் அல்லது மலக்குடல் உட்சோதனையின் வாயிலாக புற்றையும், புற்றின் மேல் தங்கியிருக்கும் மலத்தையும் அறிய முடியும்.

வயிறு வீக்கம்

அடிப்புற வயிறு வீக்கம் அதிகமாகத் தோன்றும். இது வாயு வெளியேற குறைந்து காணப்படும்.

வளைகுடல் புற்று (Sigmoid colon)

இடப்புறப் புற்றைப் போலவே பொதுவாகத் தோன்றும் எனினும், சில மாறுபாடுகள் தோன்றக்கூடும். வலி ஆரம்பத்தில் விட்டுவிட்டுத் தோன்றும். மலம் வெளியேற வேண்டும் என்ற உணர்ச்சி உண்டாகும். அப்பொழுது, சிறிதளவு சளியும் இரத்தமும் பொதுவாகக் காலைப் பொழுதில் வெளிவரும்.

ஏறுகுடல் புற்று (வலப்புற பெருங்குடல்)

இவற்றில் மருத்துவத்திற்குக் கட்டுப்படாத இரத்தச்சோகை என்பது மிக அதிகப்படியாகக் காணப்படும் அறிகுறியாகும். முதல் வகை தொட்டால் அறியப்படும் கட்டி. கீழ்வயிற்றில் வலப்புறத்தில் இருக்கும் கட்டி என்னவென்று அறியாத நிலையில், பெருங்குடல் உள்நோக்கி மூலம் சீக்கக் குடலினுள் பார்க்கும்பொழுது, புற்றை அறிந்து கொள்ளலாம்.

பெருங்குடலினால் (Metastatic disease)
பரவிய புற்று

கல்லீரல் புற்று, கல்லீரல் வீக்கம், மகோதரம் வயிற்றுறையில் புற்று பரவியிருத்தல், மிக அரிதாக நுரையீரல், தோல், எலும்பு மற்றும் மூளையிலும் பரவிய புற்று காணப்படும்.

சோதனைகள்

40 வயதிற்கு மேற்பட்ட பெருங்குடல் புற்று அபாயம் உள்ளவர் களுக்கு ஆசனவாய் விரல் சோதனை, மலத்தில் இரத்தச் சோதனை

மற்றும் வளையும் உள்நோக்கிச் சோதனை மூன்று ஆண்டுகளுக்கு ஒருமுறை தேவைப்படும். அவர்களுக்குத் தொங்குதசையோ அல்லது புற்றுக்கான அறிகுறிகளோ இருப்பினும், பெருங்குடல் உள்நோக்கிச் சோதனை தேவையாகும்.

வளையும் வளைகுடல் உள்நோக்கி (Flexible sigmoidoscopy)

ஆசனவாய் வழியாகச் சீதமும் இரத்தமும் வெளிவரும் நிலையில், 60 செ.மீ வளையும் வளைகுடல் உள்நோக்கிச் சோதனை அவசியம். மேலும் மலத்தில் சீதமும் இரத்தமும் வெளிவரும்பொழுது, பேரியம் எனிமா சோதனையில் படம் சாதாரணமாக இருந்தாலும் வளைகுடல் உள்நோக்கியைச் செலுத்தி, மல வளைகுடல் இணைப்பு இடத்தைப் பார்த்தறிவது அவசியம். ஏனெனில், ஆரம்பநிலையில் புற்றை எக்ஸ்ரேயில் சரிவர அறிவது கடினம்.

பெருங்குடல் புற்று

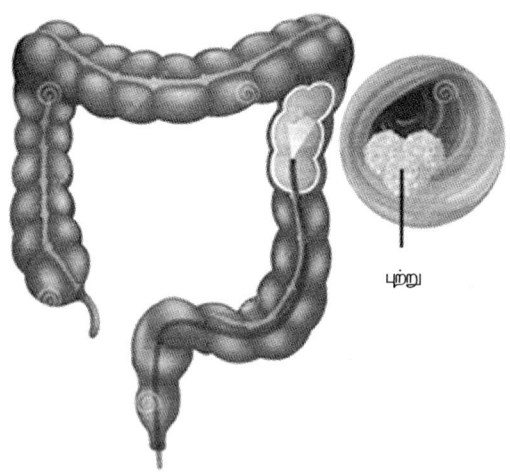

புற்று

பெருங்குடல் உள்நோக்கி (Colonoscopy)

பெருங்குடல் புற்றை அறிய இச்சோதனை மிகவும் ஏற்றது. வெளி நோயாளி பிரிவில், வளையும் தன்மையுள்ள நோக்கியை எனிமா கொடுத்த பின் செய்வது எளிது. பெருங்குடல் முழுவதும் பார்த்தறிய வேண்டும். அதாவது, முதல்நிலைப் புற்றுடன் ஏனைய பகுதியில் வளரும் தொங்குதசை அல்லாத, அரிதாக ஒரே சமயத்தில் பல இடங்களில் தோன்றும் பெருங்குடல் புற்றையும் அறிய குடலைக் கழுவி உள்நோக்கி மூலம் சோதனை செய்ய வேண்டும்.

பெருங்குடலுக்கான பேரியம் எக்ஸ்ரே

பேரியம் எனிமாவிற்குப் பிறகு புற்று பேரியத்தினால் ஒழுங்கற்று நிரப்பப்பட்டு, குடல் உட்புறம் காணப்படும். ஆனால், இப்படத்தின் மூலம் ஆரம்ப நிலைப்புற்றை அறிவது கடினம்.

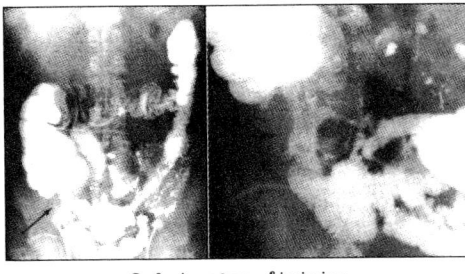

பேரியம் எனிமா - சீக்கப்புற்று
பேரியம் முழுமையாக நிரப்பப்படாத ஒழுங்கற்ற சீக்கம்
புற்றை சரியாக, பெரிதாக அறிய உதவும் இரண்டாம் படம்

அல்ட்ரா ஸ்கேன், சி.டி. ஸ்கேன்

புற்று கல்லீரலில் பரவியுள்ளதா? என்பதை, சி.டி. ஸ்கேன், அல்ட்ரா ஸ்கேன் மூலம் கண்டுபிடிக்கலாம். புற்று, பெருங்குடல் மென்தசையைத் தாண்டி அருகில் புற்று பரவி உள்ளதை அறிய சி.டி ஸ்கேன் பயன்படும்.

இதைத் தவிர அறுவைக்குப் பின் செய்யப்படும். சி.இ.ஏ என்ற சோதனை அளவு ஓரிரு மாதங்களுக்குப் பிறகு சோதனை செய்து, உயராமல் இருப்பின் அறுவையில் புற்று முழுவதுமாக அகற்றியுள்ளதையும், உயர்ந்து இருப்பின் புற்று விடுபட்டுள்ளதையும் அறியமுடியும். இச்சோதனை, புற்றை அறிய அறுவைசிகிச்சைக்கு முன்னரும் உதவும்.

தீங்கற்ற அல்லது புற்று உள்ள தொங்கு தசையை (Polyp) உள்நோக்கி மூலம், அகற்றிய பிறகு, ஆண்டிற்கு ஒருமுறை உள்நோக்கி மூலம் இரண்டு ஆண்டுகளுக்குச் சோதனை செய்வது அவசியம். கட்டி திரும்ப வராமல் இருப்பின், அதன்பிறகு இரண்டு அல்லது மூன்று ஆண்டுகளுக்கு ஒருமுறை சோதனை செய்துகொள்வது போதுமானது. மற்றும் அறுவைசிகிச்சையின் மூலம் புற்றை அகற்றலாம்.

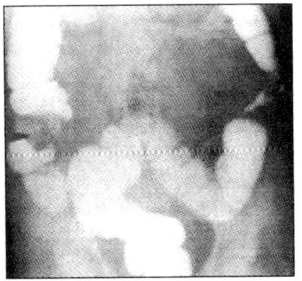

பேரியம் எனிமா - நோயாளிக்கு ஒரே நேரத்தில் ஏறு குடலிலும் இறங்கு குடலிலும் புற்று தாக்கிய நிலை

ஊடுகதிர் மருத்துவம்

ஆசனவாயில் இருந்து உட்புறமாக 15 செ.மீக்குள் புற்று இருப்பின், அறுவைக்குப் பிறகு உதவியாக, ஊடுகதிர் மருத்துவம் உதவும். அறுவைக்கு முன்பு கொடுக்கப்படும் ஊடுகதிர் மருத்துவம் மிகுந்த பலனளிக்கும் என்பது தற்பொழுது மருத்துவர்களால் ஒத்துக்கொள்ளப் படுகிறது.

பெருங்குடல் புற்றிற்கு அகற்றவேண்டிய (கருமையாக்கப்பட்ட)
இடத்தைக் காட்டும் வரைபடங்கள்

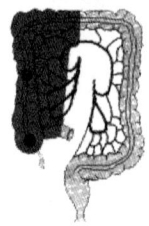 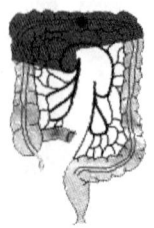 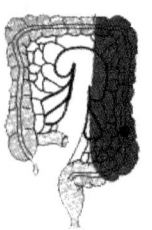 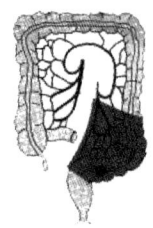

சீக்கம், ஏறுகுடல் புற்று உள்ள இடத்திலிருந்து அகற்றவேண்டிய பகுதி | குறுக்குக்குடல் புற்று உள்ள இடத்திலிருந்து அகற்றவேண்டிய பகுதி | இறங்கு குடல் புற்று உள்ள இடத்திலிருந்து அகற்றவேண்டிய பகுதி | மலக்குடல் புற்று உள்ள இடத்திலிருந்து அகற்ற வேண்டிய பகுதி

புற்று எதிர்ப்பு மருந்துகள் (Chemotherapy)

அறுவைசிகிச்சைக்குப் பிறகு புற்று எதிர்ப்பு மருந்துகளும் பயன்படுகிறது.

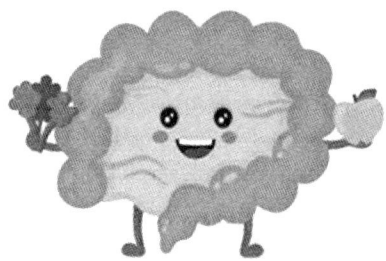

பெருங்குடல் புற்றுநோயைத் தடுக்க முடியும்

1) மேற்கத்திய உணவு முறையைக் கைவிட வேண்டும். அசைவ உணவுகளைத் தொடர்ந்து அதிகமாகச் சாப்பிடுவதைக் குறைக்க வேண்டும். காய்கறிகள், பழங்கள், கீரை போன்ற நார்ச்சத்து உள்ள உணவுகளைத் தினமும் உண்ண வேண்டும். ஒட்டுமொத்தமாகக் கூற வேண்டுமெனில், மலச்சிக்கல் கூடாது. உடல் எடையைக் கட்டுக்குள் வைக்க வேண்டும். உணவில் சேர்க்கப்படும் செயற்கை நிற மூட்டிகள் (எ.கா சிக்கன் 65 சிகப்பு, கேசரி இனிப்புக்கான மஞ்சள்) மற்றும் சுவையூட்டிகளைத் தவிர்க்க வேண்டும்.

2) இத்துடன், 50 வயதைக் கடந்தவர், தொடர்ந்து ஆறு வாரங் களுக்கு மேல் வழக்கத்திற்கு மாறாக மலச்சிக்கல், பேதி மாறிமாறி வந்த போதோ, திடீர் இரத்தச் சோகை ஏற்பட்டாலோ குடல் நோய் மருத்துவரைச் சந்தித்து ஆலோசனை பெற வேண்டும்.

21. பெருங்குடல் திறப்பு (Colostomy)

வலதுபுறக் குறுக்குக் குடல் தற்காலிகத் திறப்பு

பெருங்குடல் திறப்பு என்பது வயிற்றுக்கு வெளியே ஓட்டையின் மூலமாக மலத்தை செயற்கையாக வெளியேற்றி, அதனைப் பையின் மூலமாகச் சேகரிப்பதே ஆகும். தேவைக்கு ஏற்றாற்போல் இத்திறப்பு தற்காலிகமாகவும் நிரந்தரமாகவும் செய்யப்படுகிறது.

தற்காலிகப் பெருங்குடல் திறப்பு (Temporary Colostomy)

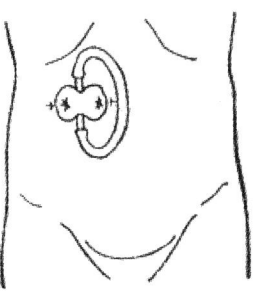

புற்று அல்லது பக்கப்பை அழற்சியினால் உண்டாகும். வளை பெருங்குடல் அடைப்பின் காரணமாகவே இத்திறப்பு அரிதாகவே செய்யப்படுகிறது. மற்றைய காரணங்கள் சிறுநீர் பெருங்குடல் புரை, மலக்குடல் புற்றிற்குச் செய்யப்பட்ட மேற்புற சுரிதசை காப்பு அறுவைக்கான (Anterior resection) பாதுகாப்பு, பெருங்குடல், மலக்குடல் அறுவைக்குப் பிறகு உண்டாகும் மலக்குடல் வயிற்றுறை அழற்சியைத் தடுப்பதற்கும் மற்றும் உயர் மலக்குடல் புரை (High Fistula in ano) ஆற உதவுவதற்கும் தேவைப்படுகிறது.

தற்காலிகப் பெருங்குடல் திறப்பின்போது, தோலுக்கு வெளியே குடலை, அதன் அடியில் ஒரு கண்ணாடி அல்லது பிளாஸ்டிக் துண்டை குடல்தாங்கி உள்ளே வைத்து, குடல் வயிற்றினுள் செல்லாதவாறு பாதுகாக்கப்படும்போது, குடல் வெளிப்புறமாக, வளைவாகக் காணப்படும். இது, வயிற்றின் சுவர்களில் 7 நாட்களில் ஒட்டிக்கொள்ளும். அதன்பிறகு, வைத்த கண்ணாடி அல்லது பிளாஸ்டிக் துண்டை எடுத்துவிட வேண்டும். (இது, ஆயத்தமாகவே கிடைக்கிறது) அடைப்பிற் காகச் செய்யப்படும் அவசரத் திறப்புகளுக்கு, உடனடியாகக் குடலைத் திறந்து ஓரங்களைத் தோலுடன் இணைத்துவிட வேண்டும். பொதுவாக இவ்வளைவான பெருங்குடல் திறப்பு, குறுக்குக் குடலில் வலப்புறமாகவும், இடப்புறப் பெருங்குடலில் நோய் இருப்பின் இத்திறப்பு செய்யப் படுகிறது. ஏனெனில், இடப்புறம் முழுவதும் அகற்றப்படும் நிலையில் இடதுபுறக் குறுக்குக் குடல் அறுவையின்போது அகற்ற சுலபமாக அமையும். (எ.கா.) வளைகுடல் புற்றிற்காகச் செய்யப்படும் இடப்புறப் பெருங்குடல் அகற்று அறுவை.

நிரந்தரப் பெருங்குடல் திறப்பு (Permanent Colostomy)

வளை குடல் நிரந்தரத் திறப்பு   இறங்கு குடல் நிரந்தரத் திறப்பு

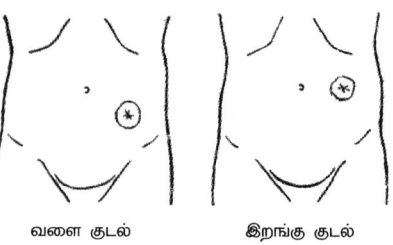

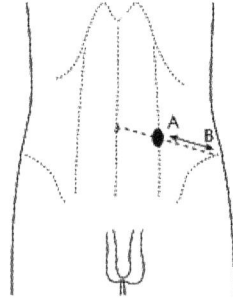

மலக்குடல் புற்றுக்காகச் செய்யப்படும் வயிறு புட்ட அறுவை முறையில் மலக்குடலை அகற்றிய பிறகு, பொதுவாக இத்திறப்பு, செய்யப்படுகிறது. இத்திறப்பு இறங்கு குடலை வெட்டிய பிறகு இடப்புறத்தின் கீழ்ப் புறமாகத் தோலிற்கு வெளியே குடலையும், தோலையும் இழைமங்களினால் பொருத்தி இணைக்கப்பட வேண்டும். இத்திறப்பு செய்யப்படவேண்டிய இடம், எலும்பு நீட்டிக் கொண்டிராத இடமாக ரெக்டஸ் தசையின் வெளிப்புற விளிம்பில் துருத்திக் கொண்டு இருக்கும் எலும்பிற்கு 5 செ.மீக்கு மேல் உட்புறமாக வயிற்றுறையினுள் ஏறுகுடலைத் தைத்துவிட வேண்டும். இல்லையேல், வயிற்றுறைக்கும் ஏறுகுடலுக்கும் இடையில் குடல் பிதுக்கம் அல்லது குடல் அழுகளுக்கு வாய்ப்பு ஏற்படும். அல்லது வயிற்றுறைக்கு மேற்புறம் குடலை வைத்து பெருங்குடலை வெளியே கொண்டுவந்து திறப்பு செய்தால், வயிற்றினுள் ஏற்படும் குடல் பிதுக்கத்தைத் தடுக்க வாய்ப்பாக அமையும்.

நிரந்தர பெருங்குடல் திறப்பு செய்யப்பட வேண்டிய இடம்

பெருங்குடல் திறப்பினால் ஏற்படும் கேடுகள்

கீழ்க் காணும் கேடுகள் எந்த வகைப் பெருங்குடல் திறப்பினால் ஏற்பட்டாலும், பொதுவாக அறுவை முறை திறமையில்லாமல் செய்யப்படுவதாலேயே ஏற்படுகிறது.

1. *உறுப்புத் தள்ளுதல்*
2. *உள் இழுப்பு*
3. *திசு அழுகுதல்*
4. *வாய்க் குறுக்கம்*
5. *திறப்புப் பிதுக்கம்*
6. *இரத்த ஒழுக்கு (பொதுவாகக் குருணைத் திசுக்களினால் பெருங்குடல் திறப்பு ஓரங்களில் ஏற்படுகிறது.)*

7. வயிற்றுப்போக்கு (இது பொதுவாகத் தொற்றினால் ஏற்படுகிறது) மெட்ரோனிடசோல் 200 மி.கி. 2 வேளை / நாளுக்கு மருத்துவமாகக் கொடுக்க வேண்டும்.

இப்படிப்பட்ட கேடுகளுக்குப் பெருங்குடல் திறப்பைத் திருத்தி அமைக்கவேண்டியது அவசியமாகும். இதற்காக வயிற்றைத் திறந்து புது இடத்தில் பெருங்குடல் திறப்பு செய்தால், வெற்றிகரமாக அமையும்.

கடைச்சிறுகுடல் (Ileostomy)

கடைச்சிறுகுடல் திறப்பு, பெருங்குடல் திறப்பைப் போலவே நிரந்தரமாகப் பொருத்தப்படுகிறது. சில சமயம் பெருங்குடல் திறப்புக்குப் பதிலாகக் கடைச்சிறுகுடல் திறப்பு தற்காலிகமாகக் குடலை வெளியே எடுத்து, அது வயிற்றினுள் செல்லாது தடுக்க அடிப்புறமாக நடுவில் தற்காலிகமாகச் சிறு பிளாஸ்டிக் துண்டை அல்லது கண்ணாடிக் கம்பை வைத்துப் பொருத்தப்படுகிறது. பிறகு குடல் திறக்கப்பட்டு, தோலில் தைக்கப்படுகிறது. இதில் வாடை இராது. திரும்ப இணைக்கும் பொழுது தையல் சுருக்கு அடைப்பு ஏற்படாது.

சீக்கத் திறப்பு (Caecostomy)

மிக அரிதாகவே செய்யப்படுகிறது. வலப்புறப் பெருங்குடல் அடைப்பு நோயாளி மிகவும் மோசமாக இருப்பின் சீக்கத்திறப்பு செய்யப்படுகிறது. அறுவைசிகிச்சையில் சில சமயங்களில் சீக்கத் தெறிப்பு ஏற்படலாம். அப்பொழுது, வயிற்றினுள் மல உள்ளூறை அழற்சி உண்டாகும். வயிற்றைத் திறக்கும்பொழுது வீங்கிய குடல் காணப்பட்டால், தேவையானபொழுது வீங்கிய குடலைச் சுருங்கச் செய்ய சீக்கத்தை வலப்புற வயிற்றில் நேரடியாக ஓட்டையிட்டுத் தைத்துவிடலாம். இல்லையேல், ஃபோலிஸ் இரப்பர் குழாயை உள்ளே வைத்துத் தைத்துவிடலாம். அறுவை மேடையில் குடல் கழுவ குழாய் சீக்கத் திறப்பு உதவுகிறது (Tube Caecostomy). நோயாளியின் உடல்நிலை சரியாக இச்சீக்கத் திறப்பிற்கு, சில நாட்களுக்கு உதவும். மறு அறுவை பொதுவாக சுமார் 7 நாட்களுக்குள் செய்ய வேண்டும்.

❖❖❖